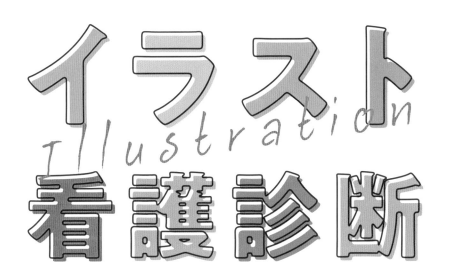

イラスト Illustration 看護診断

編集

古橋洋子

医学書院

イラスト看護診断

発　行　2021 年 12 月 15 日　第 1 版第 1 刷ⓒ

編　集　古橋洋子
　　　　ふるはしようこ

発行者　株式会社　医学書院
　　　　代表取締役　金原　俊
　　　　〒113-8719　東京都文京区本郷 1-28-23
　　　　電話　03-3817-5600(社内案内)

印刷・製本　アイワード

ISBN978-4-260-04904-7

執筆者一覧

編　　集　古橋　洋子　（前 青森中央学院大学看護学部・教授）

執　　筆　秋庭　由佳　（青森中央学院大学看護学部・教授）

　　　　　　今野　葉月　（埼玉医科大学短期大学看護学科・教授）

　　　　　　里光やよい　（自治医科大学看護学部・教授）

　　　　　　須釜なつみ　（前 東京都立小児総合医療センター・看護部長）

　　　　　　舘山　光子　（弘前学院大学看護学部・教授）

　　　　　　古橋　洋子　（前 青森中央学院大学看護学部・教授）

　　　　　　松島　正起　（青森中央学院大学看護学部・准教授）

　　　　　　三上ふみ子　（青森中央学院大学看護学部・講師）

　　　　　　谷仲　圭子　（東京都立広尾病院・看護科長）

執筆協力　佐藤　淳子　（前 東京都保健医療公社多摩南部地域病院・看護部長）

　　　　　　鈴木　照実　（前 東京都福祉保健財団人材養成部職員研修室
　　　　　　　　　　　　　認定看護管理者教育課程（ファーストレベル）専任教員）

発刊に寄せて

　「NANDA-I 看護診断」は、原書が改訂されるたびに翻訳され、2021-2023 年版で、原書第 12 版を迎えました。この十数年、国内では紙カルテから電子カルテ化への移行が飛躍的に進み、看護診断に違和感があっても看護の共通言語である看護診断を電子カルテ上に反映しないと、仕事が進まなくなり、是が非でも導入せざるを得なくなりつつあります。

　国内で最初に電子カルテに看護データベースシステムを導入したのは、東京都立多摩総合医療センター（旧：東京都立府中病院）でした。都立の 6 つの病院が連動して使用するために、看護診断・成果・介入の連動を考える必要があり、2002 年『看護診断・成果・介入 NANDA, NOC, NIC のリンケージ』が医学書院から発行されたのを機に、許諾を得て東京都立病院が看護データベースをシステム化しました。看護部長を始め看護師長が一丸となって電子カルテに看護の共通言語である看護診断を導入したのです。その結果、一連の看護ケアは電子カルテに蓄積され、以後の看護ケアの根拠となり、看護独自の機能が明らかになって行きました。

　「NANDA-I 看護診断」は元をただせば、米国のセントルイス大学病院で電子カルテを導入する際、看護独自の機能を説明する言葉がなかったため、1973 年、その用語開発を目指して発足した NANDA（北米看護診断協会）が、そのルーツになっています。同じような過程は、数年遅れで日本でも起こりました。しかし、電子カルテに看護診断を入れなければと勉強してもなかなか理解できず、挫折する病院も多かったように思います。そのためでしょうか、看護診断の解説書が数多く発行され、現在に至っています。

　著者らが独自に開催している GT（グラウンデッド・セオリー）研究会には、前述した都立病院の電子カルテシステムの構築に参与したメンバー

や大学の教員も加わっています。その中で、何度も話題になったのが、看護診断を現場の看護師や学生に理解してもらうことの難しさです。個々の看護診断が示す世界を、何とか分かりやすく表現できないかと話し合っている中で、定義をイラストで表現してみてはどうだろうというアイディアが出され、試行錯誤を繰り返しながら事例の挿入や、他の情報を盛り込むことで、完成したのが、本書です。

　診断名の選定にあたっては、NANDA-I の各領域すべてから選択するよう配慮し、臨床の看護師や看護学生が臨地実習の病院で、多く使用されている 39 の看護診断を選びました。

　本書の特徴は、看護診断の定義をイラスト化するとともに、その看護診断が適用となる事例もイラストで表現し、個々の看護診断が示す世界をイメージ化しようとしたことです。このイラスト化は、視覚的表現に慣れていない執筆者全員が最も苦労したところです。悪戦苦闘する中、著者の意向を汲みつつサンプルを提示してくれたのが、医学書院の前編集担当常務の七尾清氏です。結果として、本書のすべてのイラストは、七尾氏にお願いすることにしました。

　本書は以下のように構成されています。

第 1 章「看護診断を理解するために」では、看護診断を使うにあたって知っておくべき基本的知識を解説しました。陥りやすい誤解や誤りにも言及し、看護過程の中で、看護診断をどう使っていくかを述べました。さらに、電子カルテで看護診断を用いる場合、必須となる看護診断・成果・介入（NANDA-NOC-NIC）のリンケージについても言及しました。

第 2 章は本書の中心をなす部分で、NANDA-I の領域ごとに 39 の看護診断の「定義・事例」をイラストを用いて解説しています。
1.〔定義のイラスト〕化について
　定義は抽象化された概念がおおもとにあるため、翻訳された日本語のみ

をイメージに表すだけでなく、その概念化の内容をイラストで表現しています。

2. 〔この看護診断名の適用が想定される事例〕について
事例は、各看護診断に2事例紹介しています。これは、1事例だけでは、各看護診断が示す内容を十分に伝えきれないと考えたためです。各事例のイラストは、その事例の内容をイメージしやすいようポイントを絞りイラスト化しています。

3. 〔事例から診断指標を選択〕について
診断指標はほぼ症状に近い形で表現されています。そのため事例の解説文の中から、診断指標に近い内容を選び表にしています。

4. 〔事例から関連因子を選択〕について
事例の原因になっている関連因子を解説文の中から選択し表にしています。関連因子を一つに焦点を絞っている理由は、第1章で説明していますので詳しくはそちらを確認してください。要は、症状や訴えがたくさんあったとしてもその原因を探っていくとおおもとは一つ。関連因子をたくさん出すことによりケアプランがダブっていくことになるためです。

5. 〔この看護診断が適用・活用できる事例・症状・状態〕について
当該の看護診断が2つの事例に示されている他に、どのような事例や症状・状態時に使用できる可能性があるかを説明しています。

6. 〔この看護診断の適用・活用時の注意〕について
この看護診断を用いてはならない事例や類似する看護診断との鑑別や使い分けを説明しています。

"COVID-19"が拡大する中、直接顔を合わせての編集会議を開催することができず、詰めの相談は、ほぼインターネット上でのやり取りで行いました。一時期進行が滞り、もしかしたら出版はもう無理かもしれないと思ったこともありました。そんな、方向性を見失いかけたとき、思い余って相談した医学書院常務取締役の堀口一明氏の示唆により新たな気持ちで再スタートを切ることができました。改めて感謝いたします。

紆余曲折はありましたが、何とか本書が完成したのは、すべてのイラストを準備し、編集全般にわたり的確な指摘を下さった七尾清氏の大きな援助のおかげです。著者たちが迷っているときに、常にそばにいて励ましていただいた鈴木照実氏・佐藤淳子氏と共に、感謝の思いをささげたいと思います。

2021 年 10 月　　古橋　洋子

□ 目　次 □

イラスト作成：七尾　清

第1章
看護診断を理解するために

看護診断を理解するために

「看護診断」のイメージをどうつかむか

　「NANDA-I 看護診断」は、3 年に 1 回のサイクルでエビデンスが追加され、それに伴い改訂され発展してきています。わが国も紙カルテから電子カルテ化へと飛躍的に進み看護診断に多少なりとも違和感があっても看護の共通言語である看護診断を電子カルテに反映しないと、臨床現場が進まなくなっているのが現状です。

　思いかえしてみれば、看護診断導入の頃は「要」となる看護診断個々の「定義」の解釈が難しいと臨床の看護師さんからたびたび質問を受けてきました。しかし、NANDA-I（前）理事長に上鶴重美氏が就任して以降、画期的に日本語訳も理解しやすくなったことも確かです。看護診断の翻訳は一語一語の逐語訳ではなく、概念をふまえた翻訳のため、使用されている用語が日本語になじまない点があるようにも思います。

　そのせいでしょうか、今でも臨床での使い方で目にする光景で気になることがあります。それは、看護診断の日本語訳を直観的に自己解釈し、使用している方を多く見かけることです。例えば、患者さんが手術後「痛い」と言っている。「楽にしてあげたい」ので看護診断は〈安楽障害〉と、定義も読まず日本語の意味を勝手に解釈して看護問題（患者問題）をあげていることです。領域 12〈安楽〉、類 1〈身体的安楽〉で、診断名は〈安楽障害〉（コード番号 00214）ですね。痛みの原因は何でしょうか？　手術後の「痛み」であれば、すでに医師から術後の鎮痛薬の指示が出ています。それを患者の状態観察と医師の指示時間間隔を計算しながら、問題点には出さず術後のルーチンケアとして行えばよいわけです。

　また、このような例以外にも患者さんの問題を、思いつく限り、あげている場合もよく見かけます。こんなに患者さんに問題あるんだ……と、不思議に思います。看護診断は、臨床推論に基づいて患者の問題が何であるかを判定し、看護師が何をすべきかという臨床上の意思決定を含むものです。問題点をたく

さんあげれば、その問題点ごとに患者目標をあげ、計画をすべて立案しなくてはいけなくなります。そして、次には毎日の経過記録をすべて書く必要が出てきます。しかし、こうした思いつく限り看護診断をあげている人に限って、問題点だけを書き出していて、プランはおろか経過記録も書いていないのです。このような看護診断の使い方は、決して肯定されるものではありません。

　看護診断を使用する際は、必ず『NANDA-I 看護診断―定義と分類』の定義をしっかりと読み、解釈して使用してくださいと研修で説明するのですが、どうも身についていないように思います。また、「定義」を読んでも意味が分からないという質問・疑問は、電子カルテ普及後も相変わらず続いています。

　そこで今回、著者らは、難解だと思われている看護診断をイラストを用いて視覚化することで、少しでも分かりやすく、また親しみやすくできないかと考え、本書を企画しました。

　しかし、看護診断は抽象化した概念がベースにあるため、それをイラスト化することは至難の業。イラストを描く作業はことのほか大変で、著者一同大いに苦しみました。概念と定義を何度も読み返し、診断指標を参考にしつつ1つの看護診断が包含する世界をイメージする作業を繰り返しました。

看護診断の選択基準

　『NANDA-I 看護診断―定義と分類　2021-2023　原書第12版』には、267の看護診断が掲載されています。また、それは13の機能的健康パターンの領域で構成されています。本書では、その中で臨床現場の看護師や教育の臨地実習で使用頻度の高い看護診断39を選択しました。

　そこで、本書ではどのような基準で、看護診断を選択したのかを説明しておきたいと思います。看護師は患者さんの回復過程への援助を行うのですから、患者さんの状態に合わせてアセスメントしながら計画立案・修正・実践と日々の変化に合わせてより良い状態が維持できるようにケアをしていきます。その時の基本になる考え方をしっかり身につけて看護診断を使う必要があります。特に近年は、患者さんが高齢化し急性期病院から在宅に移行していくケースが多くなりました。そのため「活動／休息」の領域は、患者さんが回復のためリハビリを行い家庭復帰を目指す看護診断が多くあげられていることもあり、比較的多くの看護診断を選んでいます。

　一方、実際に看護診断を活用している読者の中には、自分たちが、日常よく

使用している看護診断がなぜ掲載されていないのだろうという疑問を持つ人もいるのではないかと思います。例えば、領域11〈安全／防御〉コード番号00303〈成人転倒転落リスク状態〉。筆者が研修指導している病院では、高齢者が入院してきたら一律にこの看護診断を第1番にあげる習慣になっていました。しかし、ちょっと考えてみましょう。この看護診断は「リスク型看護診断」です。リスク型看護診断は、『個人・介護者・家族・集団・コミュニティの健康状態/生命過程に対する好ましくない人間の反応の発症につながる、脆弱性についての臨床判断である』と定義されています。高齢になればなるほど、個別性が強く出て、この定義にある脆弱性も人によって大きく異なります。ですから、高齢者が入院してきたら一律に〈成人転倒転落リスク状態〉と決めつけるのは、どう考えてもおかしなことです。高齢者が入院する場合、背後には入院のきっかけになった病気があるはずです。その病気に関連して看護の立場での回復過程に準じた問題点をあげるのが普通です。その場合、**「問題焦点型看護診断」の看護診断**をあげるのが優先順位としてはトップであるべきです。老人だから転ぶかもしれないと最初から決めつけて推論し、入院した当初から問題点として〈成人転倒転落リスク状態〉をあげるのは決して好ましい姿勢ではありません。

　後から分かったことですが、この病院では、看護部からの通達で、高齢者が入院したら、一番最初の問題にあげるように指示されていたとのこと。その後の厚生労働省の抜き打ち監査で、この病院には注意勧告が出されたと聞きました。また他の病院では病院機能評価を受けることになり、高齢者全員〈成人転倒転落リスク状態〉の同一看護診断がトップに出されていて、患者目標もすべて一緒ということが判明。その一方で、毎日の経過記録には一切記録されていなかったこと、毎日観察しているはずの観察項目にも出されていなかったことが明るみとなり、日本医療機能評価機構から指摘されたということです。

　今回、著者らは上記のようなさまざまな問題点を洗い出し、何度も話し合いを重ねた結果「267の看護診断」から「39の看護診断」を抽出しました。心がけたのは、各領域から数例選択すること、その領域で使用頻度が高いものを選択することです。また、国立・私立の大学総合病院で使用しているもの。看護学生の臨地実習で各領域・成人・小児・母性・精神・老年に関係せず使用されているものを選択しました。

　なお今回、13領域最後の〈成長／発達〉は前回の改訂版で選択基準に該当

する内容がなかった関係で選択しませんでした。

データベースの機能的健康パターンは「看護の視点」のアセスメント

　電子カルテは、データベース（決まった形式で整理されたデータの集まりのこと）化されて整理されています。看護診断のきっかけは、セントルイス大学病院の「電子カルテ」導入ですが、その基本になったデータベースが「機能的健康パターン」です。それは同時に看護師が情報を収集する、アセスメントする領域とも一致しています。この領域には「13領域」がありますが、この内容を一人の患者さんにすべてデータ収集するわけではありません。

　表1には、13の領域が3つの情報収集のヒントで書いてあります。このように分けてみると、患者さんによってどのデータに焦点を絞ればよいかが理解できると思います。

　「1・2・3・4」の領域は患者が病気になった経過・既往歴などや、栄養関係の場合は血液データ・体重など・排泄習慣やガス交換など・普段の生活での運動や睡眠・生活上でセルフケア等については、誰しも同じ基本的な生活習慣的なデータをとります。その時、気になる患者の表情や知覚に異常が感じられたり、身体機能に異常がみられると思う時は「5・6・7・8・9・10」のどこかの項目を選択して情報を収集します。また「11・12・13」の領域は、患者さんに看護師が注意してケアする必要がある場合に活用します。このように13領域を3パターンで区切って記憶に留めて、データ収集・アセスメントするように心がけると効果的です。

表1　機能的健康パターンと情報収集のヒント

1　ヘルスプロモーション	どの患者にも共通する情報	11　安全／防御	看護独自の機能を発揮する情報
2　栄養		12　安楽	
3　排泄と交換		13　成長／発達	
4　活動／休息			
5　知覚／認知	人により必要となる情報		
6　自己知覚			
7　役割関係			
8　セクシュアリティ			
9　コーピング/ストレス耐性			
10　生活原理			

看護過程におけるアセスメントの大切さ

　看護過程の最初は「アセスメント」です。皆さんは患者さんの情報をどのように収集しているでしょう。例えば、糖尿病と診断された患者さんに対して、医師の診断に準じて、きっとこの患者は自分の病気のことを知らない、それは〈知識不足〉と決めつけて診断してしまう傾向はないでしょうか。それは看護師の勝手な判断です。定義を読み、患者さんが糖尿病になった原因はなんだろうと考えてみることが大切です。その原因になった要因が看護診断では「関連因子」として示されています。糖尿病に対して関心がないのか、もしかしたら「認知機能」が侵されているのかなど、〈知識不足〉には「14の関連因子」がエビデンスとして抽出されています。

　患者さんがどのような経過で糖尿病になってしまったのか、原因は何だったのか、患者さんの思いや経験を聞きながら情報収集を行い、関連因子の中から原因となるものを一つに絞って抽出します。もし、仮に関連因子を2つも3つも選択すると、看護診断が一緒でも原因が違うので「患者目標」を複数上げる必要が出てきます。すると、その複数の原因になる関連因子に、それぞれケア方法として OP（observation plan：観察計画）・TP（treatment plan：援助計画）・EP（education plan：指導）・教育計画をあげなければならなくなります。さらに患者目標をあげたすべてに「経過記録」を書く必要が出てきます。

　しかし、考えてみてください患者さんは一人です。病気を作った原因は複数あったとしても、それぞれに計画していたらその患者目標に沿って、毎日の「経過記録：SOAP」の記録をすべて書く必要が出ていきます。

　例えば、S（subjective data：主観的データ、患者の主観的な訴え。患者のことばをそのまま記載）、O（Objective data：客観的データ、バイタルサイン、検査データなどの数値・客観的な観察・事実に基づく内容）、A（assessment：分析・評価、SやOに対する判断・選択・思考がわかるように記載し、今後の方向性を考察する）、P（plan：計画・プラン、Aに基づく今後の観察・援助・指導などの計画・OP・TP・EPに分けて記載）に関し、1人の患者さんなのに同じ内容をダブりながら書く必要が出てきます。そのようなことを避けるためにも原因になる関連因子は一つに絞ってください。その時のヒントは、インタビューなどの情報収集時に一つひとつのデータを掘り下げ

分析していくと、おおもと元の原因にたどりつきます。その原因になっている
のを関連因子から一つ抽出し、看護計画を立案してください。

看護診断の構造と用語

　看護診断は、アセスメントデータの科学的解釈であり、看護師の計画立案、
実施、評価の指針として用いられるものです。また、看護診断の表現は下記に
示すように整理されています。〈睡眠パターン混乱〉の例でみると、領域は4
で「活動／休息」に分類され、類（一般的な属性を共有するグループ）は「睡
眠／休息」に分類されています。さらに、診断コードは「00198」、診断を使用
する場合の焦点は「睡眠パターン」、採択年度が「1980、改訂 1998、2006」
「エビデンスレベル 2.1」はエビデンスの概念的妥当性を示し、独立した概念
枠組みや理論の開発を示すレベルと説明されています。

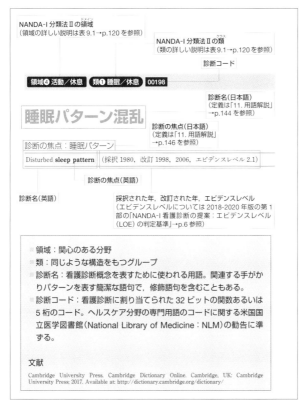

上鶴重美　他：NANDA-I 看護診断—定義と分類 2021-2023　原書第 12 版，裏表紙の裏，医学書院，2021.

NANDA-I 看護診断の構造

　『NANDA-I 看護診断—定義と分類 2021-2023』の裏表紙の裏に掲げられた図を見ると、看護診断が、みごとに構造的に組み立てられていることが理解できます。すなわち、267 の看護診断は、13 の領域に分類され、さらに類に分けられ、構造的に整理されていることがわかるはずです。

　看護過程の中で情報収集からアセスメントを導き出し問題点を抽出するときに診断の定義の要素が入っている必要があります。そのため看護診断は看護過程とは切り離しては考えられません。

　NANDA-I 看護診断を理解する上で、基本となる用語を**表 2** としてまとめておきます。

表 2　看護診断の基本となる用語

看護診断の構成要素	診断指標	看護診断を導く人間の反応、つまり症状・徴候としてひと塊になった観察可能なてがかり／推論。見る、聞く（例：患者／家族からの話）、触る、嗅ぐことができるものも含まれる。
	危険因子	個人・介護者・家族・集団・コミュニティの好ましくない人間の反応に対する脆弱性を高める先行要因。このような要因は、独自の看護介入によって修正可能であり、可能な限り介入は、これらの要因に向けられる。
	関連因子	人間の反応とパターン的な関係の認められる先行要因。このような要因は「…に伴う」「…に関連した」「…に寄与する」と記述されている。またこのような要因は、独自の介入によって修正可能であり、可能な限り介入は、可能な限り病的要素に向けられる。問題焦点型看護診断とシンドロームにのみ関連因子がある。 ヘルスプロモーション型看護診断では、診断をより明確にする場合にのみ用いられる。
	ハイリスク群	社会人口統計学的特性、健康／家族歴、成長／発達課題、特定の人間の反応に影響を及ぼしやすいイベント／経験、を共有する人々のグループ。 このような特性は、独自の看護介入では修正・変更できない。
	関連する状態	医学診断、診断法／外科的処置、医療機器／外科装置、あるいは医療品など。 このような特性は、独自の看護介入では修正・変更できない。

	問題焦点型看護診断	個人・介護者・家族・集団・コミュニティの、健康状態／生命過程に対する好ましくない人間の反応についての臨床判断である。 人間の反応を問題焦点型看護診断として診断するためには以下が必要：関連する手がかりや推論がパターンとしてまとまった診断指標、そして関連因子。
看護診断	ヘルスプロモーション型看護診断	個人・介護者・家族・集団・コミュニティの、ウェルビーイングを増大させ健康の可能性を実現したいという、意欲や願望についての臨床判断である。 診断するためには以下が必要：現在の行動や反応を強化したいという願望を反映する。または自分のレディネスを表現できない患者では、そのような可能性を表す関連する手がかりや推論がパターンとしてまとまった診断指標。
	リスク型看護診断	個人・介護者・家族・集団・コミュニティの、健康状態／生命過程に対する好ましくない人間の反応の発症につながる、脆弱性についての臨床判断である。 人間の反応をリスク型看護診断として診断するためには以下が必要：脆弱性の増大に寄与する危険因子。
	シンドローム	同時に起こる特定の看護診断のまとまりに関する臨床判断であり、同じような介入によって、まとめて対処することが最善策になる。 シンドロームを診断するときには以下が必要：診断指標として2つ以上の看護診断、そして関連因子。同じような介入で対処できる限り、その他に看護診断ではない診断指標も使用できる。

上鶴重美　他：NANDA-I 看護診断定義と分類 2021-2023　原書第 12 版，p144-149 著者一部改変，医学書院，2021.

　看護診断の構成要素を見ると、これらは、アセスメントの中に含められる内容が説明されていることがわかります。つまり、診断指標は患者の症状であり、関連因子は、その症状の原因のことです。これは、現実に今患者に起きていることです。一方、危険因子とは今起きていないがこれから起きる可能性がある因子になります。

　看護診断に結びつけて考えると「問題焦点型」とは、現実に今起きていることの看護診断になりますから、症状として現れていますので「診断指標」から選択することになります。また、その症状が出ている原因を「関連因子」として表現されていなければなりません。これから起こるかもしれない看護診断は「リスク型」として立案されることになりますので、現実には症状は出ていないが今後、予想されるかもしれないときに立案することなり「危険因子」として使用することになります。

看護診断・成果・介入(NANDA、NOC、NIC)リンケージの重要性

　最後に、「NANDA-I看護診断」と「NOC（看護成果分類）」、「NIC（看護介入分類）」とのつながりの重要性について触れておきたいと思います。

　多くの病院では電子カルテが導入され当然のごとく使用され、あたり前のように看護診断がデータベースとして導入されていると思います。しかし、NOC（看護成果分類）、NIC（看護介入分類）と関連付けて活用している施設は、そう多くないのではないでしょうか。その理由は、多分、NANDA-NOC-NICリンケージの意義が十分理解されていないところに起因しているのではないかと思います。

　このリンケージの定義は「概念と概念の関係あるいは結び付きを示すもの」とされています。その必要性は、看護の標準言語として開発された「NANDA-I看護診断」とアイオワ大学が開発した「看護成果分類（Nursing Outcomes Classification: NOC）」と「看護介入分類（Nursing Intervention's Classification: NIC）」を結び付けることです。この3つの言語をどのように組み合わせて使用するかを示すもので、看護診断（問題点）と成果（患者目標）と介入（援助）がそれぞれの言葉を結び付け使いやすくリンクされています。リンクされている内容をシステムとして電子カルテに組み込むことにより、看護師が使用している看護データが蓄積され、根拠となりえる看護独自の機能が明らかになっていくように結び付けられています。リンケージは、構造化されアセスメントが適切であれば間違いなくすべて結び付きます。情報収集やアセスメントが間違っていると全くリンクできないものです。

　具体的には、看護診断名を選択した後、患者目標になるNOC（成果）を選びます。成果は「患者目標」になりますので、患者と共に「何時までに何をどの程度引き上げるか」を考えて、スケール化をします。次に看護介入（NIC）を決定することになります。リンケージには「主要介入」「推奨介入」「随意介入」の3つがあります。「主要介入」はどんな場合でも選択します。「推奨介入」は「主要介入」のみでは、介入計画が不足する場合に追加選択します。「随意介入」は患者の状態が変化して、患者の個別性を考え特に必要と判断した場合に用います。

　紙面の都合上、十分な説明ができませんが、リンケージが使用された電子カルテは、学生指導・新人看護師教育や管理職にとってはスタッフ指導などに大いに役立つものです。

文献

1) 上鶴重美・ヘザー・ハードマン・カミラ・タカオ・ロペス：NANDA-I 看護診断―定義と分類 2021-2023　原書第12版，医学書院，2021.

2) 古橋洋子：NEW 実践！ナースのための看護記録 第4版，学研メディカル秀潤社，2019.

3) 古橋洋子編著：NEW 実践！看護診断を導く情報収集・アセスメント 第6版，学研メディカル秀潤社，2019.

4) 古橋洋子編集：はじめて学ぶ看護過程，医学書院，2020.

5) 古橋洋子編集：初歩からまるごとわかる NANDA-I NOC NIC＋リンケージ活用ブック，学研メディカル秀潤社，2009.

6) 古橋洋子監修・執筆：患者さんの情報収集ガイドブック 第2版，メヂカルフレンド社，2010.

7) 日本看護協会看護実践国際分類研究プロジェクト監訳：ICNP（看護実践国際分類）ベータ2〈日本語版〉，日本看護協会出版会，2003.

8) 小林寛伊・大久保憲：医療情報 コミュニケーター概論，幸書房，2006.

第2章
イラスト看護診断39

気分転換活動参加減少 (1)

定義 レクリエーションやレジャー活動からの刺激、またそのような活動への関心や参加が減少した状態

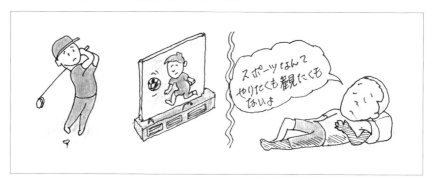

この看護診断の適用が想定される**事例1**

65歳　男性　脳梗塞後

　定年を延長して会社員（営業）として働いていたが、3か月前、仕事中に倒れ脳梗塞と診断される。左半身麻痺、ろれつ緩慢となり、自ら退職した。1か月のリハビリで比較的順調に回復したが左半身麻痺は残っており、左手の握力は5kgであった。最近は、作業療法中に「もう、ここまでしか治らないよ。もう、野球はダメだな…、別にリハビリしなくてもいいよ」とつぶやいたり、妻に当たるような発言が聞かれ、リハビリもしばしば休み、寝ていることもある。幼い時から野球が好きで、部活動も野球一筋。草野球チームでも人気者で社交的な人柄であったが、今は人が変わったように人には会いたがらず、野球仲間の見舞いも断り、訪れるのは妻のみ。自分から何かをする姿勢はみられない。

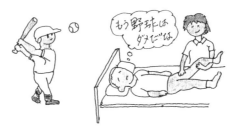

事例から診断指標を選択

事　例	診断指標
・順調に回復しているが麻痺は残っている。「もう、ここまでしか治らないよ。別にリハビリしなくてもいいよ」	状況への不満
・リハビリもしばしば休み、寝ていることもある	頻回の昼寝

事例から関連因子を選択

事　例	関連因子
・「もう、ここまでしか治らないよ。もう、野球はダメだな…、別にリハビリしなくてもいいよ」リハビリもしばしば休み、寝ていることもある ・社交的な人柄であったが、今は人には会いたがらず自分から何かをする姿勢はみられない	モチベーションの不足

これらの情報から看護診断を〈気分転換活動参加減少〉とし、看護計画の立案を行います。

この看護診断が適用・活用できる事例・症状・状態

17頁参照

この看護診断の適用・活用時の注意

17頁参照

気分転換活動参加減少 (2)

定義 レクリエーションやレジャー活動からの刺激、またそのような活動への関心や参加が減少した状態

この看護診断の適用が想定される事例2

38歳　女性　再生不良性貧血

　出版社勤務　独身　趣味はゴルフ。アマチュアだが、大会にはよく参加していた。半年前より時々めまいがあったが、過労によるものと思い放置していた。3か月前に椅子から立ち上がった時に大きくめまいがして倒れそうになり受診した。精査の結果、網状赤血球、白血球、血小板数の低下が認められ再生不良性貧血（ステージ3）と診断され入院となった。これまで健康で入院はしたことがなかった。免疫抑制療法と赤血球の輸血が開始となり、「仕方ないよね」と看護師とも明るく会話していた。血球の状態に改善がみられず、骨髄移植の話が出ている。HLA型の合う血縁ドナーがいないため、非血縁ドナーを待つことになった。外出もできず病棟内だけの活動範囲と決められており治療に専念する生活が続いている。入院当初はテレビのゴルフ中継も見ていたが、最近はゴルフ中継も見なくなってきた。「何もしたくない」と表情も暗い。

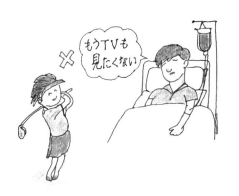

事例から診断指標を選択

事　例	診断指標
・入院当初は「仕方ないよね」と看護師とも明るく会話していた ・入院当初はテレビのゴルフ中継も見ていたが、最近はゴルフ中継も見なくなってきた。「何もしたくない」と表情も暗い	気分の変化

事例から関連因子を選択

事　例	関連因子
・外出もできず病棟内だけの活動範囲と決められており治療に専念する生活が続いている ・入院がさらに長期化しそうな状況である	活動への参加が許されない現状

これらの情報から看護診断を〈気分転換活動参加減少〉とし、看護計画の立案を行います。

この看護診断が適用・活用できる事例・症状・状態

入院や施設入所が長期となり、趣味やレクリエーションによる気分転換ができなくなり、意欲の低下や運動機能の低下につながるような状態。

この看護診断の適用・活用時の注意

その人がこれまで大事にしてきた趣味などの余暇活動の減少や関心の低下がある。または、その活動ができなくなってしまったという状況が現実にある。

参加への意欲や関心はあるものの身体的あるいは物理的に活動参加が減少している場合にも、この診断名は用いられる。看護活動は、余暇活動の参加を阻害している要因へのアプローチとなる。

坐位中心ライフスタイル (1)

定義　覚醒時間の活動が、低エネルギー消費量を特徴とする後天的行動
　　　様式

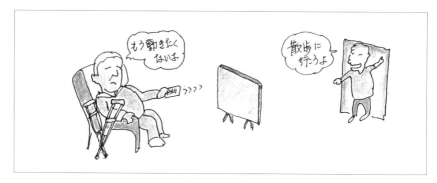

この看護診断の適用が想定される**事例1**

20歳　男性　腰髄損傷（L3/4）

　大学のスキー部の合宿中、ゲレンデで人を避けたところでコースアウトしバランスを崩し木にぶつかり止まったが動けなくなった。意識はあり一命はとりとめたが腰椎を損傷（L3/4）し、下半身麻痺となった。活発な青年で趣味は、夏はサーフィン、冬はスキー、テレビゲームだった。急性期を脱したのでリハビリを勧められリハビリ専門病院へ転院となった。

　下肢の動きはわずかに膝を伸ばせる程度。上肢の動きは問題ないが表情は浮かない。笑顔もほとんどみられない。リハビリを頑張れば杖歩行ができる可能性があると説明されているが、「そんなの気休めだ。僕はこれからどうなるんだろう」とふさぎ込む様子もみられている。車椅子かベッド上でゲームをして過ごすことが多く、外にも出たがらない。

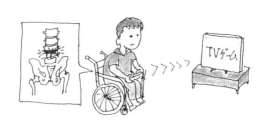

事例から診断指標を選択

事　例	診断指標
・車椅子かベッド上でゲームをして過ごすことが多く、外にも出たがらない	運動しない日常生活習慣（日課）を選ぶ

事例から関連因子を選択

事　例	関連因子
・腰椎損傷（L3/4）のため下半身麻痺となった ・リハビリを頑張れば、杖歩行ができる可能性があると説明されているが、「そんなの気休めだ。僕はこれからどうなるんだろう」とふさぎ込む様子もみられている	身体活動へのモチベーションの不足

これらの情報から看護診断を〈坐位中心ライフスタイル〉とし、看護計画の立案を行います。

この看護診断が適用・活用できる事例・症状・状態

21 頁参照

この看護診断の適用・活用時の注意

21 頁参照

坐位中心ライフスタイル (2)

| 定義 | 覚醒時間の活動が、低エネルギー消費量を特徴とする後天的行動様式 |

この看護診断の適用が想定される**事例2**

45歳　男性　頸髄損傷（C6）

仕事は大手輸送会社の長距離トラックの運転手。深夜もラジオを聴きながら運転してきた。家族は妻のみで子どもはいない。休日は、なるべく家でゆっくりしたいとゴロゴロ過ごしていた。妻に頼まれて、道にはみ出た木の枝の剪定作業しているときに脚立から落ち、救急病院に搬送される。C6以下の不全麻痺と診断される。専門的なリハビリを行うことを勧められ救急病院から転院となる。

残存機能の状態は肩関節内転可能、手関節屈曲可能、日常生活動作は車椅子移動可能、ベッド上の寝返りは行えている。より自立した生活のためには筋力もつけて、動かせる機能を良くして日常の生活ができるようにしましょうと促しても「まだ、やるんですか。これ以上動けるようにはならないと思うよ。だって、もう、ずっと同じなんだよ」と言う。リハビリが休みの日も「ラジオだけが友達」と言い一日中ラジオを聴いている。積極的に体を動かす素振りはない。

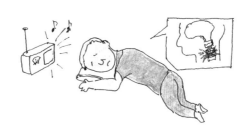

事例から診断指標を選択

事　例	診断指標
・「ラジオだけが友達」と言い、一日中ラジオを聴いている ・休日は、なるべく家でゆっくりしたいとゴロゴロ過ごしていた	運動しない日常生活習慣（日課）を選ぶ

事例から関連因子を選択

事　例	関連因子
・C6以下の不全麻痺と診断される ・リハビリを促しても「これ以上はいいです」と言い、「まだ、やるんですか。これ以上動けるようにはならないと思うよ。だって、もう、ずっと同じなんだよ」と言う	身体活動へのモチベーションの不足 （身体活動への否定的な感情）

これらの情報から看護診断を〈坐位中心ライフスタイル〉とし、看護計画の立案を行います。

この看護診断が適用・活用できる事例・症状・状態

- 疾病や障害、生活習慣により活動できない、あるいは活動しない状態になった人。
- 仕事がデスクワーク中心で日常生活全般の活動も、エネルギー消費の低い状態にある人。
- 極度の肥満などで、動かない生活を送っている人。
- 一日中あまり動かず、テレビやインターネット、ゲームをして過ごしている人。

この看護診断の適用・活用時の注意

- この診断は、覚醒している時間の過ごし方・ライフスタイルについての診断である。
- 生活習慣により現在のライフスタイルとなった、あるいは、疾病等によって坐位中心ライフスタイルとなった場合に用いるもので、運動の利点について話し合い、運動プログラムを提示する。

肥満（1）

定義　体脂肪の蓄積が年齢・性別標準値に比べて過剰で、過体重を上回る状態

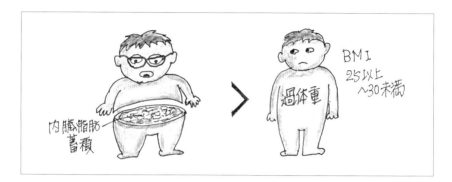

この看護診断の適用が想定される**事例1**

　40歳　女性　肥満症

　職業は事務職。現在の体重90kg、身長157cm。子どもが3人いる。妊娠・出産を機に体重が増加しはじめた。もともと食べることが好きであったが、出産後は3食の他に、子どもの食べ残しや間食が多くなっていた。職場の健診で、空腹時血糖値150mg/dL、血圧150/90mmHgと指摘された。家族から「病院で診察してもらった方がいい」と言われ、本人も将来の病気が怖くなり、受診した。その結果、肥満症治療のため入院となった。

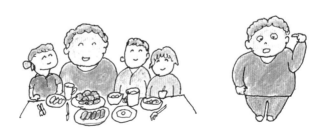

事例から診断指標を選択

事　例	診断指標
・BMI 36.5（身長 157 cm、体重 90 kg）	成人：体格指数［BMI（kg/m²）］30 超

事例から関連因子を選択

事　例	関連因子
・出産後は 3 食の他に子どもの食べ残しや間食が多くなっていた	一人前の分量が推奨量よりも多い

これらの情報から看護診断を〈肥満〉とし、看護計画の立案を行います。

この看護診断が適用・活用できる事例・症状・状態

この看護診断の適用・活用時の注意

25 頁参照

肥満 (2)

定義 体脂肪の蓄積が年齢・性別標準値に比べて過剰で、過体重を上回る状態

この看護診断の適用が想定される**事例 2**

25歳 男性 肥満症

独り暮らしの会社員。仕事が終わるのも遅く、ほぼ毎日外食し、唐揚げ、天ぷらなどを好んで食べていた。高校生の時も肥満傾向であった。職場の健康診断で BMI 31（身長 170 cm、体重 90 kg）、肝障害も指摘されていた。

職場の上司が糖尿病となり、合併症の話を聞く機会があった。このままでは自分も病気になると思い減量を試みたが失敗した。肥満外来があることを聞き、病院を受診した。検査の結果、脂肪肝、内臓面積脂肪 90 cm^2、脂質異常症と診断され、本人の希望もあり体重コントロールのため入院となった。

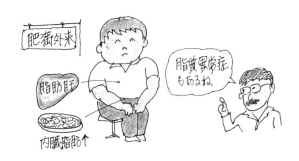

事例から診断指標を選択

事　例	診断指標
・BMI 31（身長 170 cm、体重 90 kg）	成人：体格指数［BMI（kg/m^2）］30 超

事例から関連因子を選択

事　例	関連因子
・ほぼ毎日外食、唐揚げ、天ぷらなどを好んで食べていた	頻繁な外食や揚げ物の摂取

これらの情報から看護診断を〈肥満〉とし、看護計画の立案を行います。

この看護診断が適用・活用できる事例・症状・状態

摂取行動の異常や運動不足などが原因となり、体格指数［BMI（kg/m^2）］が 30 を超えている状態。

この看護診断の適用・活用時の注意

〈肥満〉と〈過体重〉の違いは、体格指数［BMI（kg/m^2）］を参考とする。〈過体重〉は、体格指数［BMI（kg/m^2）］が 25 を超えている状態を指し、それを上回った状態が〈肥満〉。

この看護診断は、BMI で明確に指標が示されているため、診断は比較的容易である。関連因子（原因）にある頻繁な間食や頻繁な外食や揚げ物の摂取など、日ごろからの食生活習慣に着目した介入が必要。

〈体液量過剰〉でも体重増加はみられるが、〈肥満〉で蓄積しているのは体脂肪、〈体液量過剰〉で蓄積しているのは体液である。診断指標や関連因子をよく検証することで、両者の違いは明確になる。

体液量不足 (1)小児

定義 血管内液・組織間液・細胞内液のすべて、またはいずれかが減少した状態。ナトリウムの変化を伴わない水分喪失、脱水を意味する

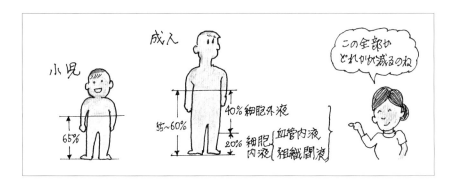

この看護診断の適用が想定される**事例1**

　4歳　男児　下痢・自家中毒

　2日前から下痢・嘔吐があり、下痢が1日10回ほどあった。小児科を受診し風邪といわれ自宅安静で帰宅したが、頻繁に唾液様のものを吐く。自宅でスポーツドリンクなどの水分を少しずつ飲んでいたが、昨夜より水分もまったく飲まず尿も出ていない。体温：38.5℃　脈拍：120回/分　呼吸：25回/分　血圧：85/55mmHg。ぐったりしていて、ウトウトと浅眠ぎみ。問いかけにも反応ない。呼吸が粗い。顔が小さく見えて青白い、手首も細くなった。翌朝救急外来を受診し、脱水症状が強く、入院となった。

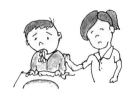
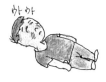

事例から診断指標を選択

事　例	診断指標
・尿も出ていない	尿量減少
・脈拍　120回/分	心拍数増加
・体温　38.5℃	体温上昇
・ぐったりして、ウトウトと浅眠ぎみ	脱力
・顔が小さく手首も細くなった	突然の体重減少
・問いかけに反応がない	精神状態の変化

事例から関連因子を選択

事　例	関連因子
・2日前から下痢・嘔吐があり、下痢は1日10回 ・頻繁に唾液様のものを吐く ・昨夜より水分まったく飲まず	水分摂取不足

これらの情報から看護診断を〈**体液量不足**〉とし、看護計画の立案を行います。

この看護診断が適用・活用できる事例・症状・状態

29頁参照

この看護診断の適用・活用時の注意

29頁参照

体液量不足 (2)成人

定義 血管内液・組織間液・細胞内液のすべて、またはいずれかが減少した状態。ナトリウムの変化を伴わない水分喪失、脱水を意味する

この看護診断の適用が想定される**事例2**

80歳　女性　熱中症

高血圧症の既往あり、降圧剤服用中。部屋の温度は30℃以上あるがクーラーは風が冷たいと使わない。夜トイレに行かないよう午後からは水分は控えている。1週間前から歩くとふらつくため、ベッドに寝ていることが多く排尿回数も減りトイレに行く回数も減っていた。

今朝、息子が部屋に行くとベッドの下に倒れていた。声をかけるとささやくように答える。体が温かくしっとりと湿っているような感じで、口唇がカサカサだった。声をかけると息苦しいような感じがあると言うため、救急車を要請し受診。受診時、体温38.0℃、血圧90/50mmHg、脈拍100回/分。熱中症と脱水で緊急入院となった。

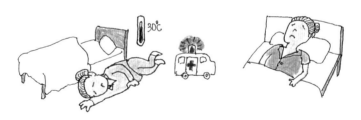

事例から診断指標を選択

事　例	診断指標
・排尿回数が減り	尿量減少
・脈拍100回/分	心拍数増加
・血圧　90/50mmHg	血圧低下
・体温　38.0℃	体温上昇
・口唇がカサカサ	乾燥した粘膜

事例から関連因子を選択

事 例	関連因子
・夜間トイレに行かないよう午後からは水分を控えている	水分摂取不足

これらの情報から看護診断を〈体液量不足〉とし、看護計画の立案を行います。

この看護診断が適用・活用できる事例・症状・状態

- ノロウイルスなどの感染症に罹患し頻回の嘔吐・下痢をきたしている患者。
- 広範囲の熱傷により、受傷部位から大量の体液喪失を伴う人。
- 多量の発汗や尿崩症による多量の尿排出により、体内から大量に水分が失われている状態。
- 気温や室温が高温の時の激しい運動や作業などによる熱中症。
- 利尿剤服用による排尿量が増加している患者。
- 大量出血や脱水などにより腎不全を来している患者。

この看護診断の適用・活用時の注意

- 定義にあるように、この診断は脱水と読み替えてもよい（ナトリウムの変化を伴わない水分喪失とあるが、脱水のほとんどは低張性か等張性脱水）。
- 高温多湿の時期に熱中症に似ためまいやふらつき、立ちくらみがあった時、脳梗塞などの場合もあるため、即座に脱水と判断せず、状態の観察が必要。
- 新型コロナウイルス感染症も体温上昇や息苦しさ、倦怠感など熱中症の症状と類似している。高熱で脱水を起こす可能性がある。
- 冬は空気が乾燥し、室内も密閉性が高く暖房設備などで湿度が下がっている。特に高齢者は夏に比べ、のどの渇きを感じにくく、脱水が起きやすい。
- なお、夏の暑い時期に子どもが理由なくイライラ、急に元気がない、異常に眠くなる、冷や汗やあくびが出るなどの症状がある場合、低血糖のことがあり、体液量不足（熱中症）との鑑別が必要である。
- 事例1は1日10回の下痢がある。領域3の〈下痢〉の定義は「1日あたり3回以上の、軟便または液状便の排出」であるが、診断指標や関連因子には該当する情報がない。よって、嘔吐・下痢・バイタルサインの情報から〈体液量不足〉の看護診断を選択した。

体液量過剰（1）

定義 体液を余分に保持している状態

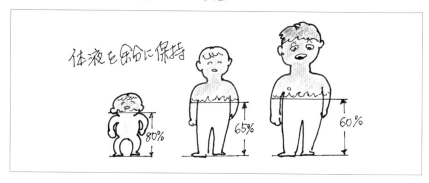

この看護診断の適用が想定される**事例1**

　5歳　男児　糸球体腎炎の疑い

　ひと月前、保育園で溶連菌感染し39℃台の発熱、のどの痛みでご飯もおやつも食べられず、小児科を受診した。解熱剤と抗生剤が5日分処方され、3日ほどで症状が改善した。医師より1か月以内にいつもより尿の出が減少したり、むくみがあったら受診するように言われていた。その後は保育園に元気に通園し、保育園には祖母が迎えに行っている。祖母は男児が回復後も食事量が減ったことを心配し、何とかたくさん食べさせようと、本人の希望するままポテトチップスや炭酸水、スポーツドリンクを与え、食事もラーメンや丼物などの味が濃いものを食べさせていた。2〜3日前より、いつもより尿回数が少なく赤い感じの尿が出る。何となく顔が腫れているように見え、先週より体重が1kg増えていたため受診。血圧が130/80mmHgあり、糸球体腎炎の疑いで入院となる。

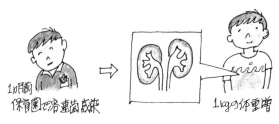

事例から診断指標を選択

事　例	診断指標
・血圧が 130/80 mmHg	血圧の変化
・顔が腫れている	浮腫
・尿回数の減少	摂取量が排出量より多い、乏尿
・先週より体重が 1 kg 増えた	短期間での体重増加

事例から関連因子を選択

事　例	関連因子
・ポテトチップスや炭酸水、スポーツドリンクを与え、食事もラーメンや丼物など味が濃いものを食べさせていた	過剰なナトリウム摂取

これらの情報から看護診断を〈**体液量過剰**〉とし、看護計画の立案を行います。

この看護診断が適用・活用できる事例・症状・状態

33 頁参照

この看護診断の適用・活用時の注意

33 頁参照

体液量過剰 (2)

___

定義　体液を余分に保持している状態

___

この看護診断の適用が想定される**事例2**

___

30歳　女性　統合失調症　水中毒

20歳から統合失調症で入院していた。現在は通院で向精神薬服薬中。軽い事務仕事を1日6時間程度している。仕事にはだいぶ慣れたが、同僚とうまく接することができず、イライラすることが多い。気分を落ち着かせるようにとつい間食するため、体重が1年で12kg増え、同僚に最近太ったと言われた。周りの目も気になり、減量しようと朝から水やウーロン茶などを500mL6本、昼食は野菜サラダとお茶1000mL、その後、麦茶などの飲料500mLを5〜6本飲んだ。食事はほとんど食べていない。水を飲んでいると空腹が紛れ少しイライラが治まる気がした。朝体重が2日前よりより3kg増え、顔や足がむくんでいてめまい、頭痛、多尿・頻尿、下痢の症状や悪心があり受診。水中毒の疑いで受診、入院となる。

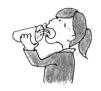
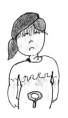

事例から診断指標を選択

事　例	診断指標
・顔や足がむくんでいる	浮腫
・朝から水やウーロン茶など500mLを6本。昼食は野菜サラダとお茶1000mL、その後、麦茶などの飲料500mLを5〜6本飲んだ。食事はほとんど食べていない	摂取量が排出量より多い
・2日前より3kg増えた	短期間での体重増加

事例から関連因子を選択

事　例	関連因子
・朝から水やウーロン茶など 500 mL を 6 本。昼食は野菜サラダとお茶 1000 mL、その後、麦茶などの飲料 500 mL を 5〜6 本飲んだ。食事はほとんど食べていない	過剰な水分摂取

これらの情報から看護診断を〈**体液量過剰**〉とし、看護計画の立案を行います。

この看護診断が適用・活用できる事例・症状・状態

▥ 水分の摂りすぎで体内に水分が貯留し血液が希釈され、希釈性低ナトリウム血症になり末梢にむくみが出ている（水中毒）患者。

▥ うっ血性心不全で医師から塩分制限を伝えられているが、味気ない食事に耐えられず、つい濃い味の食事を摂取してしまう人。

▥ 腎機能の悪化で塩分や水分を排出できなくなった状態（腎不全）の患者。

▥ 過剰な輸液（特に糖質液）。

この看護診断の適用・活用時の注意

▥ 浮腫＝体液量過剰と短絡的に判断してはならない。低たんぱく血症で浮腫がみられる場合は、膠質浸透圧物質である血中のたんぱく質（主にアルブミン）の低下で血中の水分が血管外に漏出するため浮腫が起こる。しかしこれは体内の水分布の異常であり、体液を余分に保持しているわけではない。

▥ 〈体液量過剰〉の関連因子（原因）は、過剰な水分摂取、過剰なナトリウム摂取、無効な薬剤自主管理、である。

▥ 事例 1 では、短期間での体重増加があり、祖母がポテトチップスや炭酸水、スポーツドリンクを与え、食事もラーメンや丼物など味が濃いものを食べさせているため、〈肥満〉や〈過体重〉を選択する可能性があるが、既往歴と症状から〈体液量過剰〉を選択した。

▥ 事例 2 の水中毒の例は、精神疾患の既往があり、向精神薬の副作用から精神疾患の症状としてとらえやすいが、ここではストレスやダイエットによる症状としてとらえ診断は〈体液量過剰〉とした。

腹圧性尿失禁 (1)

定義 意図しない尿もれが、腹腔内圧を上昇させる活動で起こる状態。
尿意切迫感との関連性はない

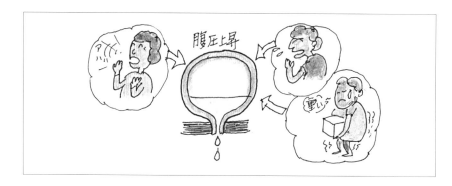

この看護診断適用が想定される**事例 1**

62歳　女性　変形性股関節症

　人工股関節手術目的で入院した。入院する1か月前から動くと痛みが増強するため、ほとんど動かない生活をしていた。1週間ほど前から、くしゃみをしたときに、少量の尿が漏れるようになり、尿取りパッドを使い始めた。現在は、排尿した後であっても、前屈みの姿勢になると、尿意を感じることもなく少量の尿が漏れるようになった。経腟分娩を3回経験しており、3回目の分娩後から強い腹圧をかけて排尿するようになった。

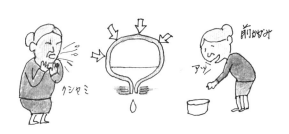

事例から診断指標を選択

事　例	診断指標
・排尿した後であっても、前屈みの姿勢になると、尿意を感じることもなく少量の尿が漏れるようになった	身体運動（肉体的労作）による意図しない尿もれ

事例から関連因子を選択

事　例	関連因子
・経腟分娩を3回経験しており、3回目の分娩後から強い腹圧をかけて排尿するようになった	骨盤底障害

これらの情報から看護診断を〈**腹圧性尿失禁**〉とし、看護計画の立案を行います。

この看護診断が適用・活用できる事例・症状・状態

37 頁参照

この看護診断の適用・活用時の注意

37 頁参照

腹圧性尿失禁 (2)

定義 意図しない尿もれが、腹腔内圧を上昇させる活動で起こる状態。
尿意切迫感との関連性はない

この看護診断の適応が想定される**事例2**

58歳　男性　前立腺がん

2か月前の健康診断で肥満2度（身長165cm、体重85kg、BMI 31.22）と指摘された。運動と食事制限を行ったが、体重は83kgを維持している。1か月前、排尿の勢いがなくなり途中で途切れるようになった。頻尿にもなったため受診したところ、前立腺がんと診断され、腹腔鏡下前立腺摘除術を受けた。術後の経過は順調で、7日目には膀胱留置カテーテルが抜去された。膀胱留置カテーテルが抜去されると、咳払いで「あっ」と思う間もなく、少量の尿失禁をするようになった。

前立腺摘除

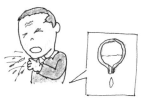

事例から診断指標を選択

事 例	診断指標
・咳払いで「あっ」と思う間もなく、少量の尿失禁をするようになった	咳き込みによる意図しない尿もれ

事例から関連因子を選択

事 例	関連因子
・肥満 2 度（身長 165 cm、体重 85 kg、BMI 31.22）と指摘され、運動と食事制限を行ったが、体重は 83 kg を維持している	過体重

これらの情報から看護診断を〈腹圧性尿失禁〉とし、看護計画の立案を行います。

この看護診断が適用・活用できる事例・症状・状態

- 妊娠や子宮筋腫などで大きくなった子宮が膀胱を圧迫したり、分娩第 2 期が遷延・停止し、吸引分娩・鉗子分娩を行ったりした患者で、腹圧がかかる姿勢や行動をとると尿失禁する状態。
- 前立腺がんや前立腺肥大症で手術を受けた患者で、内尿道括約筋の機能が低下し、くしゃみや咳払い、大笑いの時などに腹圧が上昇し、尿失禁を起こす状態。

この看護診断の適用・活用時の注意

- この看護診断は「尿意を感じない」のに失禁するのが特徴。尿意を感じると同時に、あるいは直後に失禁してしまうのは〈切迫性尿失禁〉である。
- 〈腹圧性尿失禁〉と〈切迫性尿失禁〉を区別するポイントは、尿もれ時の尿意切迫感の有無。情報収集時にその点をよく確認しておくことが大切である。

切迫性尿失禁（1）

定義　意図しない尿もれが、強く切迫した尿意と一緒に、あるいはその後に続いて起こる状態

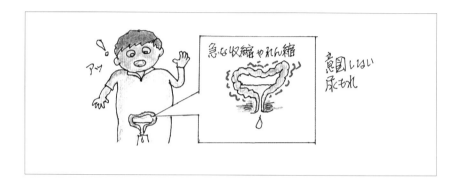

この看護診断の適用が想定される**事例1**

43歳　女性　糖尿病　膀胱炎

　1年前に糖尿病と診断され、現在はインスリン療法を受けている。1週間前に母親が交通事故で入院し、しばらく付き添った。一昨日から、37℃台の微熱が続き、下腹部に違和感が出現し、受診したところ膀胱炎と診断された。以前、膀胱炎に罹患した経験があり、日頃から尿意がなくてもトイレで排尿し、尿をためないようにしていた。今は1時間ごとに切迫した尿意を感じるようになり、慌ててトイレで排泄している。夜間は間に合わず、少量の尿失禁を時々するようになった。今朝、自己測定による空腹時血糖が 400 mg/dL のため、血糖コントロール目的で入院した。

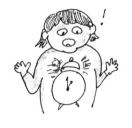
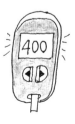

事例から診断指標を選択

事　例	診断指標
・1時間毎に切迫した尿意を感じるようになり、慌ててトイレで排泄している	排尿頻度の増加
・夜間は間に合わず、少量の尿失禁を時々する	トイレにたどり着く前の意図しない尿もれ

事例から関連因子を選択

事　例	関連因子
・尿意がなくてもトイレで排尿し、尿をためないようにしていた	無効な排泄習慣

これらの情報から看護診断を〈**切迫性尿失禁**〉とし、看護計画の立案を行います。

この看護診断が適用・活用できる事例・症状・状態

41 頁参照

この看護診断の適用・活用時の注意

41 頁参照

切迫性尿失禁 (2)

定義 意図しない尿もれが、強く切迫した尿意と一緒に、あるいはその後に続いて起こる状態

この看護診断の適応が想定される**事例2**

65歳 女性 子宮脱

1週間ほど前、陰部から何かが出てくるような感覚があったが、一時的だったので、そのままにしていた。今朝、外陰部にピンポン球のような硬い物が触れ、婦人科を受診したところ子宮脱と診断され入院した。入院する半年以上前から、夜間2時間おきに強い尿意で目が覚め、少量の尿失禁を時々していた。

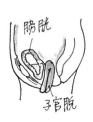
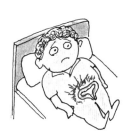

事例から診断指標を選択

事 例	診断指標
・夜間2時間おきに尿意で目が覚めていた	夜間頻尿
・夜間に強い尿意を感じ、少量の尿失禁を時々した	トイレにたどり着く前の意図しない尿漏れ

事例から関連因子を選択

事　例	関連因子
・外陰部にピンポン球のような硬い物が触れた	子宮脱

これらの情報から看護診断を〈**切迫性尿失禁**〉とし、看護計画の立案を行います。

この看護診断が適用・活用できる事例・症状・状態

- 急性膀胱炎や無抑制型の神経因性膀胱などで膀胱が過敏となり、少ない尿量にも関わらず切迫した尿意とともに不随意な膀胱収縮やれん縮が起こり、尿もれを起こしてしまう状態。
- 膀胱炎や膀胱腫瘍で膀胱の蓄尿・排尿機能が低下したり、前立腺肥大症や子宮脱で十分な排尿ができず残尿のある患者が、強い尿意を感じると同時あるいは直後に、がまんできずに失禁してしまう状態。

この看護診断の適用・活用時の注意

- この看護診断は、運動機能障害や認知症の患者が、普通に尿意を感じたあと、トイレへの移動や排泄時の動作に時間を要することで、尿失禁を起こすという状態では、適用できない。
- 〈切迫性尿失禁〉と〈腹圧性尿失禁〉の違いは、不随意の尿もれが起こった時あるいは直後に尿意切迫感があるかどうかである。尿意切迫感がない場合は、〈腹圧性尿失禁〉が適用になる。

慢性機能性便秘 (1)

定義 排便回数の減少または排便困難が、1年のうち少なくとも3か月以上続く状態

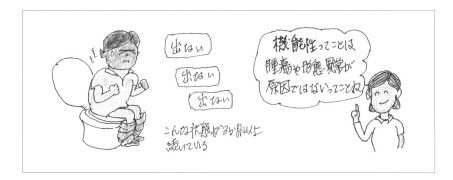

この看護診断の適用が想定される**事例1**

3歳　女児　脳性麻痺

　自分で移動することはできず、日常的に車椅子で移動している。外来で定期的にリハビリテーションを受けているが、2か月前に弟が生まれると、リハビリを休むようになった。この頃から、便が硬くなり、時々排便中に泣き出したり、トイレに行くのをいやがったりするようになった。5日前にコロコロした硬い便を数個排泄しただけで、それ以後排便はない。昨夜、腹痛を訴えた時は、兎糞を数個失禁しており、出血も見られた。本日、集中リハビリテーション目的で入院した。

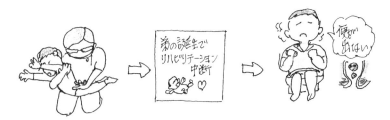

事例から診断指標を選択

事　例	診断指標
・5日前にコロコロした硬い便を数個排泄しただけ	排便が週2回以下
・時々排便中に泣き出したり、トイレに行くのをいやがったりする ・腹痛を訴えた時は、兎糞を数個失禁	痛みを伴う、あるいは硬い排便

事例から関連因子を選択

事　例	関連因子
・自分で移動することはできず、車椅子で移動している ・リハビリを休むようになった	身体可動性障害

これらの情報から看護診断を〈**慢性機能性便秘**〉とし、看護計画の立案を行います。

この看護診断が適用・活用できる事例・症状・状態

45頁参照

この看護診断の適用・活用時の注意

45頁参照

慢性機能性便秘 (2)

| 定義 | 排便回数の減少または排便困難が、1年のうち少なくとも3か月以上続く状態 |

この看護診断の適応が想定される **事例 2**

　75歳、男性、パーキンソン病

　内服治療を継続しているが、1年ほど前からふるえや筋肉のこわばりがひどくなり姿勢が安定しなくなった。6か月前に転倒してからは、椅子に腰掛けて過ごしたり、横になって過ごしたりしていた。この頃から、毎日あった排便は3日に一度の頻度となり、5分以上いきんでも排便できないことがあり、現在も続いている。最近は、兎糞状で硬い便を4日に一度排泄するようになった。今朝はトイレで立てなくなり、ふるえも著明なことから、入院することになった。

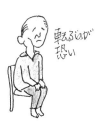
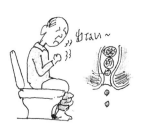

事例から診断指標を選択

事　　例	診断指標
・4日に一度排泄するようになった	排便回数が週3回以下
・5分以上いきんでも排便できないことがあり、現在も続いている	排便4回のうち1回以上で、いきむ
・兎糞状で硬い便を4日に一度排泄するようになった	排便4回のうち1回以上で、兎糞状または硬い

事例から関連因子を選択

事　　例	関連因子
・椅子に腰掛けて過ごしたり、横になって過ごしたりしていた	坐位中心ライフスタイル

これらの情報から看護診断を〈慢性機能性便秘〉とし、看護計画の立案を行います。

この看護診断が適用・活用できる事例・症状・状態

- 脊髄損傷や脳血管障害による可動性障害のある患者。
- アルツハイマーやパーキンソン病などによる無為の患者の排便状態が便秘（排便回数の減少や排便困難）となり、その状態が長期にわたって続いている状態。

この看護診断の適用・活用時の注意

- 消化管に腫瘍や炎症に伴う狭窄や拡張が起こり、これが原因で起こる便秘を器質性便秘という。器質性便秘の場合は、〈慢性機能性便秘〉は適用にならないので注意が必要である。
- 大腸の蠕動運動は、身体の活動状況が反映されたり、便意の知覚は心理状態の影響を受けることがある。排便のメカニズムをイメージして、総合的にアセスメントすることが必要となる。

消化管運動機能障害 (1)

定義 消化管の蠕動運動の亢進、減弱、無効、または欠如が起きている
状態

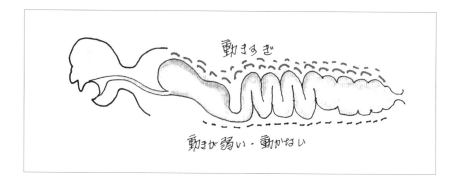

この看護診断の適用が想定される**事例1**

64歳 女性 脳梗塞

2回目の脳梗塞で入院し、3週間が経過した。嚥下機能が不十分なため自宅
で療養できるように胃瘻を造設した。造設後、2日目に水分の注入から開始
し、4日目から経腸栄養剤の注入を開始した。5日目の朝の注入後から、泥状
便が3回続き、「お腹が痛い」という訴えと腸音の亢進があった。昼の注入を
中止すると、下痢は一時的に止まったが、夕方再開すると再び泥状便が排泄さ
れた。

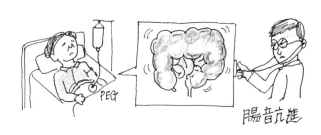

事例から診断指標を選択

事　例	診断指標
・泥状便が 3 回続いた	下痢
・「お腹が痛い」という訴え	腹痛
・腸音の亢進があった	腸音の変化

事例から関連因子を選択

事　例	関連因子
・胃瘻部から経腸栄養剤の注入	食習慣の変化

これらの情報から看護診断を**〈消化管運動機能障害〉**とし、看護計画の立案を行います。

この看護診断が適用・活用できる事例・症状・状態

49 頁参照

この看護診断の適用・活用時の注意

49 頁参照

消化管運動機能障害 (2)

定義 消化管の蠕動運動の亢進、減弱、無効、または欠如が起きている状態

この看護診断の適応が想定される**事例2**

83歳 女性 イレウス

両下肢の変形性膝関節症により、半年前から臥床のまま生活するようになった。寝返りもできないため夫の介護を受けているが、夫が入院するため、短期入所のサービスを受け始めた。入所後2日間は、食事は全量摂取し、ブリストルスケール3の排便が毎日あった。入所3日目の朝から、食事を摂らなくなり、排便もなくなった。入所4日目の今朝は、腹部の膨満は著明で、腹鳴はなく鼓腸音を確認できた。ガス抜きを行っても排ガスはなく、X線検査を行ったところイレウスが確認された。

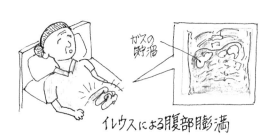

イレウスによる腹部膨満

事例から診断指標を選択

事　例	診断指標
・腹部の膨満が著明となった	腹部膨隆（腹部膨満）
・腹鳴はなく鼓腸音を確認できた	腸音の変化
・ガス抜きを行うが排ガスはない	排ガスの欠如

事例から関連因子を選択

事　例	関連因子
・両下肢の変形性膝関節症により、半年前から臥床のまま生活するようになり、寝返りもできないため、夫の介護を受けている	身体可動性障害

これらの情報から看護診断を 〈**消化管運動機能障害**〉 とし、看護計画の立案を行います。

この看護診断が適用・活用できる事例・症状・状態

‖ 今まで摂取していたのとは違う食べ物（水も含む）や特定の食べ物（牛乳や穀物）、衛生状態や調理方法の変化が消化管の蠕動運動に影響を及ぼしている場合。

‖ 坐位中心のライフスタイルにより、消化管の蠕動運動が減弱している人。

‖ 腸の蠕動運動を抑制または亢進させる作用をもつ薬剤を摂取している人。

この看護診断の適用・活用時の注意

‖ 〈消化管運動機能障害〉は下痢や便秘といった排泄の状況に注目するのではなく、消化管の蠕動運動に注目して看護診断を適用する。

‖ 胃がんや大腸ポリープなどの器質的変化により消化管の蠕動運動が正常でない場合には、この診断は適用にならない。

不眠 (1)

定義 睡眠を開始または継続できず、機能が低下する状態

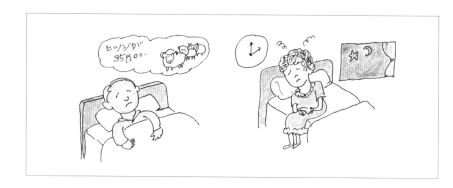

この看護診断の適用が想定される**事例1**

40歳　男性　うつ病の疑い

上司の命令で、仕事で初めて大きなイベントを担当することになった。1週間後、準備を進めるうえでの課題がいくつも明らかになり、それらに対応できるのか、イベントを成功させられるのか不安を感じるようになった。1か月ほどで、夜中や早朝に何度も目が覚めてしまうようになり、朝起きても眠れた気がしない。出社しても午前中からウトウトしてしまい、仕事のミスが増えた。イベントの担当を外れることになり、何もやる気が起きないと、出社してもデスクで居眠りをしたり、ボーっとしているため、同僚から受診を勧められた。

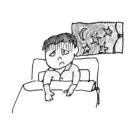

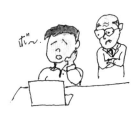

事例から診断指標を選択

事　例	診断指標
・夜中や早朝に何度も目が覚めてしまう	早朝覚醒
・朝起きても眠れた気がしない	睡眠に対する不満
・午前中からウトウトしてしまい、仕事のミスが増えた	注意力の変化

事例から関連因子を選択

事　例	関連因子
・準備を進めるうえでの課題がいくつも明らかになり、それらに対応できるのか、イベントを成功させられるのか不安を感じるようになった	不安

これらの情報から看護診断を〈**不眠**〉とし、看護計画の立案を行います。

この看護診断が適用・活用できる事例・症状・状態

53 頁参照

この看護診断の適用・活用時の注意

53 頁参照

不眠 (2)

定義　睡眠を開始または継続できず、機能が低下する状態

この看護診断の適用が想定される**事例 2**

　65 歳　男性　糖尿病腎症

　糖尿病腎症により、人工透析を受けている。透析導入前の慢性腎臓病保存期のころから皮膚のかゆみを感じることがあり、軟膏を処方してもらい対応していた。透析を導入し冬を迎えると、夜に背中や大腿部のかゆみが強くなり、寝つけなくなった。眠れても無意識に掻いているようで、夜中にかゆみが強まり、目が覚めてしまう。睡眠不足が続き、日中も眠気が強く体がだるい日が続き、透析前に血圧が高いことを指摘されるようになった。

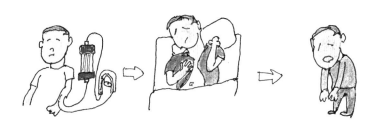

事例から診断指標を選択

事　例	診断指標
・日中も眠気が強く体がだるい日が続き、透析前に血圧が高いことを指摘されるようになった	健康状態の悪化

事例から関連因子を選択

事　例	関連因子
・夜に背中や大腿部のかゆみが強くなり、寝つけなくなった。眠れても無意識に掻いているようで、夜中にかゆみが強まり、目が覚めてしまう	不快感

これらの情報から看護診断を〈**不眠**〉とし、看護計画の立案を行います。

この看護診断が適用・活用できる事例・症状・状態の例

- カフェイン摂取、薬物乱用、不快感などにより睡眠を開始または継続できない状態。
- 不安や恐怖、うつ症状のため睡眠を開始または継続できない状態。
- 日中に頻回の昼寝をすることで概日リズムが昼夜逆転してしまっている人（特に高齢者）。
- 妊娠後期ホルモンバランスの乱れや胎動、頻尿、腰痛により夜間覚醒してしまい、日中に昼寝をしてしまう人。

この看護診断の適用・活用時の注意

- 〈不眠〉は、睡眠開始や睡眠継続が困難な場合に用いるが、あくまで原因が本人にある場合に用いる看護診断である。外的要因による場合は、〈睡眠パターン混乱〉を用いる。
- 〈不眠〉は、入眠困難や夜間覚醒、早朝覚醒により睡眠を継続できない場合に用いるが、睡眠不足により日中の活動に支障をきたしている事実を確認する。

睡眠パターン混乱（1）

定義 外的要因による、限られた時間の覚醒

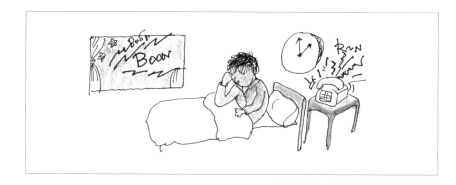

この看護診断の適用が想定される**事例１**

23歳　女性　適応障害

大学を卒業し、外資系のIT企業に就職し、東京で１人暮らしをすることになり２か月が経った。新型コロナウイルス感染症の影響で、入社式はWeb会議システムで行われ、新入社員の顔合わせが行われたが、その後は在宅勤務となった。会社からの指示はすべて英文で、アメリカ本社からのメールは夜中に届く。いつメールが届くか分からないので、夜もゆっくり眠ることができず、睡眠不足が続いた。日中ウトウトして仕事に集中できず、食事も摂れなくなった。憧れの会社に就職し、弱音は吐けないと頑張っていたが、月に一度の新人サポート面談で、顔色が悪いことを指摘され、受診を勧められた。

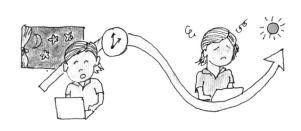

事例から診断指標を選択

事　例	診断指標
・いつメールが届くか分からないので、夜もゆっくり眠ることができない	睡眠状態の継続が困難
・日中ウトウトして仕事に集中できず、食事も摂れなくなった	日常的な機能が困難

事例から関連因子を選択

事　例	関連因子
・アメリカ本社からのメールは夜中に届く。いつメールが届くか分からない	環境外乱

これらの情報から看護診断を〈**睡眠パターン混乱**〉とし、看護計画の立案を行います。

この看護診断が適用・活用できる事例・症状・状態

57 頁参照

この看護診断の適用・活用時の注意

57 頁参照

領域❹活動/休息 **睡眠パターン混乱** (2)

定義　外的要因による、限られた時間の覚醒

この看護診断の適用が想定される**事例2**

40歳　女性　産後うつの疑い

半年前に次男を出産したが、夜泣きに悩まされている。抱っこしても授乳をしても、泣きやまない。やっとの思いで寝かせ、眠りについても1時間後には夜泣きで起こされてしまう。寝不足でも、長男を起こして朝食を食べさせ、学校に送り出さなくてはならない。母親のサポートを受けて生活するようにして3週間が経つが、次男の夜泣きはおさまらず寝不足は続き、長男にもきつく当たるようになった。このまま眠れない日が続いて大丈夫なのか不安になり、子どもにきつく当たってしまう自分を責めるようになった。母親に相談したところ受診を勧められた。

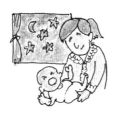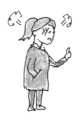

事例から診断指標を選択

事　例	診断指標
・夜泣きに悩まされている。やっとの思いで寝かせて、眠りについても1時間後には夜泣きで起こされてしまう	睡眠状態の継続が困難
・寝不足は続き、長男にもきつく当たるようになった	日常的な機能が困難

事例から関連因子を選択

事　例	関連因子
・抱っこしても授乳をしても、泣きやまない。やっとの思いで寝かせ、眠りについても1時間後には夜泣きで起こされてしまう	側に寝ている人によって生じる中断

これらの情報から看護診断を〈**睡眠パターン混乱**〉とし、看護計画の立案を行います。

この看護診断が適用・活用できる事例・症状・状態

- 外部の騒音や同居している人のひどいいびきや行動、子どもの夜泣きなどにより十分な睡眠が確保できない状態。
- 骨折の治療で下肢を牽引中で、ベッド上で自由に体位を変えられず、寝つけない状態。

この看護診断の適用・活用時の注意

- 入眠困難や夜間覚醒、早朝覚醒により睡眠を継続できない場合に用いられる点は〈不眠〉と同様であるが、〈睡眠パターン混乱〉は、その原因が本人以外である場合に用いる。
- 原因が本人にある場合の看護診断は、〈不眠〉が適用になる。

移乗能力障害（1）

定義 隣接する面から面への自力移動に限界のある状態

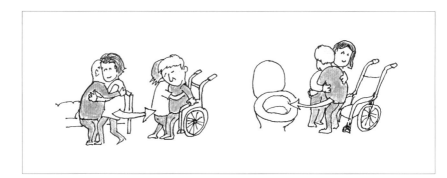

この看護診断の適用が想定される**事例1**

50歳　男性　小脳梗塞

　中古車販売業を営み、妻と子ども2人の家族4人で暮らしている。朝8時頃、出勤の支度をしていると体が激しく揺れるように感じ、立っていられず、その場にうずくまってしまった。しばらく横になって休むが、眩暈は治まらず、妻が運転する車で病院へ向かい受診。検査の結果、小脳梗塞と診断され入院した。その後、リハビリで運動療法を行い、端坐位からベッド柵につかまって立ち上がれるようになったが、地面が揺れているように感じる。早く会社に復帰するために意欲的にリハビリに取り組むが、自力でバランスがとれず、一人でベッドから車椅子に移乗することができない。

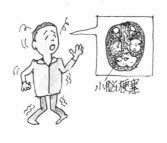

小脳梗塞

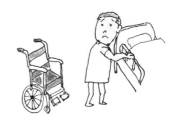

事例から診断指標を選択

事　例	診断指標
・一人でベッドから車椅子に移乗することができない	ベッドから（車）椅子への移乗が困難

事例から関連因子を選択

事　例	関連因子
・地面が揺れているように感じ、自力でバランスが取れない	姿勢バランス障害

これらの情報から看護診断を〈**移乗能力障害**〉とし、看護計画の立案を行います。

この看護診断が適用・活用できる事例・症状・状態

61 頁参照

この看護診断の適用・活用時の注意

61 頁参照

移乗能力障害 (2)

定義　隣接する面から面への自力移動に限界のある状態

この看護診断の適用が想定される事例 2

20歳　男性　脊髄損傷

　3か月前に職場の友人とオートバイでツーリング中、転倒してガードレールに衝突し脊髄損傷を起こした。現在、リハビリ病棟に入院中。両下肢が完全麻痺の状態となったが、床上で起き上がることができるまで回復した。車椅子に移乗して、食堂での食事や売店で買い物をすることを目標にリハビリを行っている。職場では車椅子で勤務ができるようにして、退院を待っている。車椅子への移乗方法として、PT よりベッドからの直角移乗について説明を受けた。しかし、ベッド上で長坐位になることはできるが、体重が 90kg あり、両上肢の力で殿部を車椅子の座面まで移動させることができず、ベッドから車椅子へ移乗することができない。

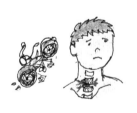
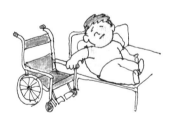

事例から診断指標を選択

事　例	診断指標
・殿部を車椅子の座面まで移動させることができず、ベッドから車椅子へ移乗することができない	ベッドから（車）椅子へ移乗が困難

事例から関連因子を選択

事　例	関連因子
・体重が 90 kg あり、両上肢の力で殿部を車椅子の座面まで移動させることができない	肥満

これらの情報から看護診断を〈**移乗能力障害**〉とし、看護計画の立案を行います。

この看護診断が適用・活用できる事例・症状・状態

▥ 脳血管障害や神経筋疾患による姿勢バランス障害や筋力不足のため隣接する面への移乗が不可能な状態。

▥ 大腿骨頸部骨折で術後リハビリ中、ベッド柵につかまって立ち上がることはできるが、大腿部の疼痛により足が思うように動かず、一人でベッドから車椅子に移乗できない状態。

▥ 視覚障害のため移乗する面が認識できず介助が必要な場合。

この看護診断の適用・活用時の注意

▥ ベッドから車椅子への移乗に限らず、車椅子から浴槽やトイレの便座といった、日常生活上での高さの違う面から面への移乗も対象となる。

▥ 介助に際しては、どのような原因により移乗能力が障害されているのか、またそれを補うにはどのような援助をすればよいかを確認しておく必要がある。

歩行障害（1）

定義 環境内での自力徒歩移動に限界のある状態

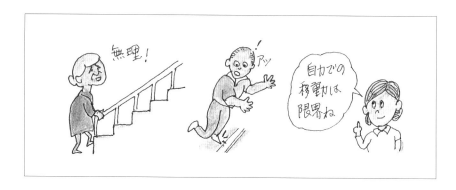

この看護診断の適用が想定される**事例1**

80歳　女性　大腿骨頸部骨折／回復期

　2か月前、夜中にトイレで転倒し左大腿骨頸部骨折で入院した。術後の経過は良好で、予定通りにリハビリ病院へ転院し、現在は自宅退院に向けてリハビリ中である。自宅は積雪の多い地域で、玄関前に手すりが付いている4段の階段があり、自宅退院するためには階段の上り下りができる必要がある。階段の上り下りを練習したいが、左の股関節の屈曲筋（腸腰筋）はMMT（徒手筋力テスト）3と筋力が低下し、左足が階段の段差の高さまで上がらないため、階段を上ることができない。

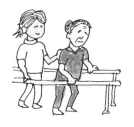

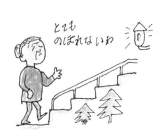

事例から診断指標を選択

事　例	診断指標
・左足が階段の段差の高さまで上がらないため、階段を上ることができない	階段を上ることが困難

事例から関連因子を選択

事　例	関連因子
・左の股関節の屈曲筋（腸腰筋）はMMT（徒手筋力テスト）3と筋力が低下	筋力不足

これらの情報から看護診断を〈**歩行障害**〉とし、看護計画の立案を行います。

この看護診断が適用・活用できる事例・症状・状態

65頁参照

この看護診断の適用・活用時の注意

65頁参照

歩行障害 (2)

定義　環境内での自力徒歩移動に限界のある状態

この看護診断の適用が想定される**事例2**

　80歳　女性　胸部大動脈瘤術後

　3か月前に胸部大動脈瘤と診断され、弓部大動脈置換術を受けたが、左腋窩動脈に解離が生じ再手術を行った。現在、リハビリ病院に転院し、自宅退院に向けてリハビリ中である。退院後は自分で食べるものは自分で作りたい、近所のスーパーへ買い物に行きたいと話している。病棟の廊下を使って歩行訓練をしているが、術後に臥床していた期間が長く、10m歩くたびに息切れがして立ち止まり、椅子に座って休憩が必要である。廊下を50m歩行するのに、10分程度の時間がかかる。

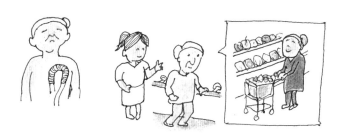

事例から診断指標を選択

事　例	診断指標
・退院後は近所のスーパーへ買い物に行きたいと話しているが、10m歩くたびに息切れがして立ち止まり、廊下を50m歩行するのに、10分程度の時間がかかる	必要な距離の歩行が困難

事例から関連因子を選択

事　例	関連因子
・10m歩くたびに息切れがして立ち止まり、椅子に座って休憩が必要である	身体持久力の不足

これらの情報から看護診断を〈**歩行障害**〉とし、看護計画の立案を行います。

この看護診断が適用・活用できる事例・症状・状態

- 脳血管障害やパーキンソン病などの神経筋疾患のため自力歩行が困難な患者。
- 長期臥床による筋力低下のため自力歩行が困難な人。
- 下肢動脈閉塞により、一定の距離を歩くと腓腹部が締め付けられるように痛くなり、休憩をしないと歩けない状態。

この看護診断の適用・活用時の注意

- 平坦な場所に限らず、凹凸がある場所の歩行、斜面や階段の上り下りも対象となる。
- 自宅退院の場合、自宅で生活するために必要な歩行距離や段差などを確認し、患者目標を検討する。

非効果的呼吸パターン (1)

定義 吸気と呼気の両方またはいずれか一方で、十分に換気できない状態

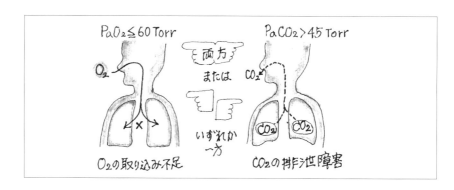

この看護診断の適用が想定される**事例1**

75歳　男性　慢性閉塞性肺疾患（COPD）

20歳代から現在まで1日40本以上の喫煙歴がある。数年前から軽い運動や階段を上る際などに息切れがしやすくなり、また断続的に咳が出たり、粘り気のある痰が出たりしていた。1週間ほど前から夏風邪のような症状があり、倦怠感が増強、仰臥位で眠れず、起坐位でいることが多くなった。受診時、体温37.4℃、脈拍数92回/分、呼吸数28回/分、血圧134/98 mmHg、Spo$_2$ 91%、樽状胸郭、吸気時に胸鎖乳突筋の収縮、肩呼吸が見られ、呼気時には口すぼめあり、口唇・手指先にチアノーゼあり。

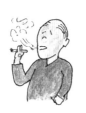

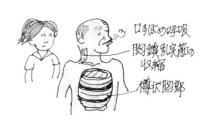

事例から診断指標を選択

事　例	診断指標
・仰臥位で眠れず、起坐位でいることが多くなった	起坐呼吸
・樽状胸郭	胸郭前後径の増大
・呼気時に口すぼめあり	口すぼめ呼吸
・呼吸数 28 回/分	頻（多）呼吸
・口唇・手指先にチアノーゼあり	チアノーゼ
・吸気時に胸鎖乳突筋の収縮、肩呼吸が見られる	補助呼吸筋の使用

事例から関連因子を選択

事　例	関連因子
・1週間程前から夏風邪のような症状があり、倦怠感が増強、仰臥位で眠れず、起坐位でいることが多くなった	倦怠感

これらの情報から看護診断を〈**非効果的呼吸パターン**〉とし、看護計画の立案を行います。

この看護診断が適用・活用できる事例・症状・状態

69 頁参照

この看護診断の適用・活用時の注意

69 頁参照

非効果的呼吸パターン (2)

定義　吸気と呼気の両方またはいずれか一方で、十分に換気できない状態

この看護診断の適用が想定される**事例2**

18歳　男性　気胸

　183 cm、65 kg、バレーボール部に所属している。部活の最中に突然、胸の痛み、息苦しさ、咳嗽などの症状が出現し、救急車で搬送された。左自然気胸と診断され、胸腔ドレナージを実施、加療目的で入院となった。受診時、体温36.3℃、脈拍数82回/分、呼吸数26回/分、血圧124/88 mmHg、SpO_2 93%、左胸郭可動性・呼吸音が減少、口唇・手指先にチアノーゼあり。胸痛はドレナージ後軽減したが、持続している。

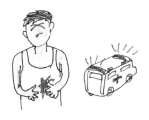
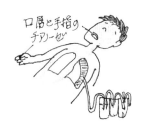

事例から診断指標を選択

事　　例	診断指標
・左胸郭可動性・呼吸音の減少	胸郭可動域の変化
・呼吸数 26 回/分	頻（多）呼吸

事例から関連因子を選択

事　　例	関連因子
・胸の痛み	疼痛

これらの情報から看護診断を〈**非効果的呼吸パターン**〉とし、看護計画の立案を行います。

この看護診断が適用・活用できる事例・症状・状態

胸郭の変形、脊髄損傷、重症疾患、低換気症候群や過換気症候群等により、吸気と呼気の呼吸パターンでは十分に換気できない状態。

COPD（慢性閉塞性肺疾患）に代表される閉塞性肺疾患や肺線維症・間質性肺炎に代表される拘束性肺疾患のように慢性に経過する肺疾患に適用されることが多いが、気胸や過換気症候群のように急性・一過性の病態にも適用される。

関連因子（原因）に肥満があげられているように、肥満者に多い睡眠時無呼吸症候群も本診断名が適用になる病態である。

この看護診断の適用・活用時の注意

呼吸の異常に対する看護診断としては、〈非効果的呼吸パターン〉〈ガス交換障害〉〈非効果的気道浄化〉の3つが選択肢としてある。

〈ガス交換障害〉は〈非効果的呼吸パターン〉や〈非効果的気道浄化〉が原因で起こり、酸素化と二酸化炭素排出が可視化できる必要がある。

〈非効果的呼吸パターン〉は吸気と呼気の換気状態をみる呼吸パターンに着目し、〈非効果的気道浄化〉は気道内の分泌物を取り除く力に着目している。

入浴セルフケア不足（1）

定義　体を洗う（入浴）行為を自力では完了できない状態

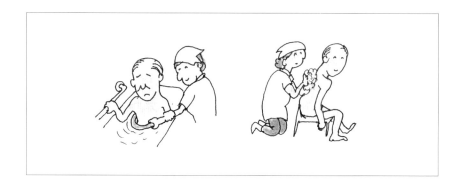

この看護診断の適用が想定される**事例1**

　65歳　男性　直腸がん　人工肛門造設術後

　直腸がんで人工肛門造設術を受け8日目。これまで一家の大黒柱として仕事一筋で、子育てや家事等は一切したことがない。パウチ交換では人工肛門を見ることはできるが、「自分にはできない、看護師さんやって」とパウチ交換に参加しようとしない。術後初めての入浴では、「ここ（人工肛門部）から水は入らないのか。触れない」と発言し、自分で腹部や人工肛門部を洗おうとしない。

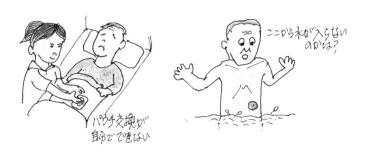

事例から診断指標を選択

事　例	診断指標
・術後初めての入浴で、「ここ（人工肛門部）から水は入らないのか。触れない」と発言し、自分で腹部や人工肛門部を洗おうとしない	体を洗うことが困難

事例から関連因子を選択

事　例	関連因子
・人工肛門を見ることはできるが、「自分にはできない、看護師さんやって」とパウチ交換に参加しようとしない。初めての入浴では、自分で腹部や人工肛門部を洗おうとしない	モチベーションの低下

これらの情報から看護診断を〈入浴セルフケア不足〉とし、看護計画の立案を行います。

この看護診断が適用・活用できる事例・症状・状態

73 頁参照

この看護診断の適用・活用時の注意

73 頁参照

入浴セルフケア不足 (2)

定義　体を洗う（入浴）行為を自力では完了できない状態

この看護診断の適用が想定される**事例2**

75歳　女性　脳梗塞　右不全麻痺

夫は3年前に亡くなり、娘夫婦・孫2人と5人暮らし。1か月前に脳梗塞を発症、右不全麻痺となった。孫は5歳と2歳とまだ小さいため、共働きの娘には面倒をかけたくない。「自分でできることは自分でできるようになりたい」と話している。歩行は杖を用いて室内歩行は可能である。退院に向け入浴動作のリハビリ中である。タオルを持つ右手に力が入らず、左手や背部が自分で洗えない。また入浴後も左手や背部の水分が拭き取れず介助が必要である。

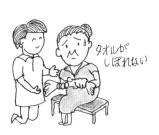
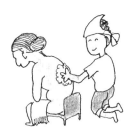

事例から診断指標を選択

事　例	診断指標
・タオルを持つ右手に力が入らず、左手や背部が自分で洗えない	体を洗うことが困難
・入浴後も左手や背部の水分が拭き取れず介助が必要	身体を拭くことが困難

事例から関連因子を選択

事　例	関連因子
・右手に力が入らない	身体可動性障害

これらの情報から看護診断を〈**入浴セルフケア不足**〉とし、看護計画の立案を行います。

この看護診断が適用・活用できる事例・症状・状態

　骨折や脱臼・靭帯損傷などの筋骨格疾患により入浴行為を自力では完了できない患者。

　ALSやパーキンソン病などの神経筋疾患等により、自分で体を洗いたくても（または洗う必要があっても）自力では完了できない状態。

　関連因子（原因）に認知機能障害があるように、認知症で自力では入浴を完了できない場合も適用になる。

この看護診断の適用・活用時の注意

　体を洗う行為を自力で完了できない場合に用いられるが、意識障害や寝たきり等で全介助の場合にはこれを診断してはならない。

　この診断は、患者が入浴行為の完了をゴールとし、それを看護で支援する場合に用いる。

更衣セルフケア不足（1）

定義　衣服の着脱を自力ではできない状態

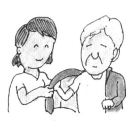

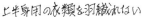

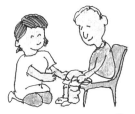

上半身用の衣類を羽織れない　　下半身用の衣類を履けない

この看護診断の適用が想定される**事例1**

　52歳　女性　関節リウマチ

　2年前に関節リウマチを発症。今回、仕事で疲労が重なったうえに風邪をひき、肘や肩の痛み、手指や手首の関節の痛みと腫れが増悪、日常生活に支障をきたしたため、入院となった。現在、症状も落ち着き、作業療法では、上肢の機能訓練を実施している。小さなボタンの上着は1人で着脱が困難である。退院後は一人暮らしの自宅へ帰る予定である。「入院前より手が動くようになったけど、力が入らなくて、ギシギシする」と話している。

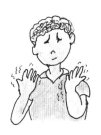

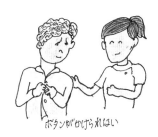

ボタンがかけられない

事例から診断指標を選択

事　例	診断指標
・小さなボタンの上着は1人で着脱が困難	衣類の留め閉めが困難

事例から関連因子を選択

事　例	関連因子
・入院前より手が動くようになったけど、力が入らなくて、ギシギシする	脱力

これらの情報から看護診断を〈**更衣セルフケア不足**〉とし、看護計画の立案を行います。

この看護診断が適用・活用できる事例・症状・状態

77頁参照

この看護診断の適用・活用時の注意

77頁参照

更衣セルフケア不足(2)

定義　衣服の着脱を自力ではできない状態

この看護診断の適用が想定される**事例2**

　80歳　男性　アルツハイマー型認知症

　アルツハイマー型認知症の診断を受けてから5年ほど経過した。現在、介護老人福祉施設に入所中である。季節に合った服装が選べなくなり、上着の裏表や前後を間違えたり、セーターに足を通そうとするなど、簡単な衣生活上の動作ができなくなって支援が必要な場面が増えている。しかし、適切に促すとできる日もあることから、施設では根気よく介護している状況である。

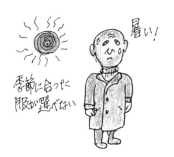

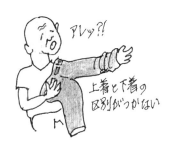

事例から診断指標を選択

事 例	診断指標
・季節に合った服装が選べない	衣類の選択が困難
・上着の裏表や前後を間違えたり、セーターに足を通そうとする	さまざまな衣類の着用が困難

事例から関連因子を選択

事 例	関連因子
・簡単な衣生活上の動作ができなくなって支援が必要な場面が増えている	認知機能障害

これらの情報から看護診断を〈更衣セルフケア不足〉とし、看護計画の立案を行います。

この看護診断が適用・活用できる事例・症状・状態

- 骨折や脱臼・靭帯損傷などの筋骨格疾患により、自力で衣服の着脱ができない状態の患者。
- ALS やパーキンソン病など神経筋疾患により、自力で衣服の着脱を行うことができない患者。
- 認知機能の低下等により、自分で衣類の着脱をしたくても（または着脱する必要があっても）自力では完了できない状態。

この看護診断の適用・活用時の注意

- 衣類の着脱を自力で完了できない場合に用いられる診断であるが、意識障害や寝たきり等で全介助の場合にはこれを適用してはならない。
- この診断は、患者が衣類の着脱の完了をゴールとし、それを看護で支援する場合に用いる。

摂食セルフケア不足 (1)

定義 自力で食べることができない状態

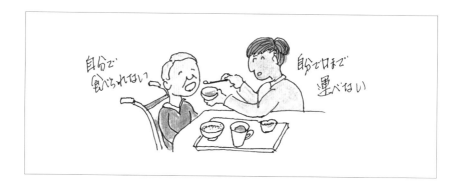

この看護診断の適用が想定される**事例 1**

75 歳　男性　脳梗塞　右麻痺

1 か月前に脳梗塞を発症。右麻痺があり、右手の挙上や離握手が困難で、左手への利き手交換をリハビリで訓練中。左手に先割れスプーンを使って食事を摂取。咀嚼時、右口角より食べこぼしもある。また、左手でスプーンをうまく使えず、トレイ内に食べこぼしもある。うまく食事を食べられず、時間がかかると疲れて食事をやめてしまうことがある。78 歳の関節リウマチの妻と二人暮らしの自宅退院を望んでいる。

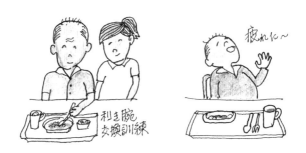

事例から診断指標を選択

事　例	診断指標
・咀嚼時、右口角より食べこぼしもある	口の中で食物をうまく処理することが困難
・右手の挙上や離握手が困難で、左手に先割れスプーンを使って食事を摂取	食具の使用が困難
・うまく食事を食べられず、時間がかかると疲れて食事をやめてしまうことがある	最後まで自分での食事が困難

事例から関連因子を選択

事　例	関連因子
・うまく食事を食べられず、時間がかかると疲れて食事をやめてしまうことがある	倦怠感

これらの情報から看護診断を〈**摂食セルフケア不足**〉とし、看護計画の立案を行います。

この看護診断が適用・活用できる事例・症状・状態

81 頁参照

この看護診断の適用・活用時の注意

81 頁参照

摂食セルフケア不足 (2)

定義　自力で食べることができない状態

この看護診断の適用が想定される**事例2**

83歳　女性　認知症

　7年前より認知症で介護老人福祉施設に入所中である。最近になって何事にも無気力・無関心で一日中椅子に座ってじっとしていることが多くなった。施設では食事時間に食卓に誘導するが、食事が運ばれてもじっと座っている。右手に箸を持たせても口に食べ物を運ぼうとしない。声をかけながら一緒に食事をすると、動作をまねることができる。しかし、途中で箸をおいてしまうことが多く、十分な量を自分では食べられない。食事介助すると、咀嚼・嚥下はできる。

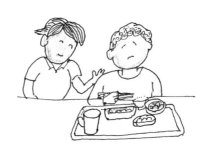

事例から診断指標を選択

事　例	診断指標
・右手に箸を持たせても口に食べ物を運ぼうとしない	食物を口まで運ぶのが困難
・途中で箸をおいてしまうことが多く、十分な量を自分では食べられない	最後まで自分での食事が困難

事例から関連因子を選択

事　例	関連因子
・最近になって何事にも無気力・無関心で一日中椅子に座ってじっとしていることが多くなった。右手に箸を持たせても口に食べ物を運ぼうとしない	認知機能障害

これらの情報から看護診断を〈摂食セルフケア不足〉とし、看護計画の立案を行います。

この看護診断が適用・活用できる事例・症状・状態

- 骨折や脱臼・靱帯損傷などの筋骨格疾患により自力で食べることができない状態。
- ALSやパーキンソン病などの神経筋疾患により自力で食べることができない患者。
- 認知機能の低下等により、自分で食べたくても（または食べる必要があっても）自力では完了できない状態。

この看護診断の適用・活用時の注意

- この看護診断は、食べることを自力で完了できない場合に用いられるが、寝たきり等で全介助の場合にはこれを診断してはならない。
- この診断は、患者が自力で食べることをゴールとし、それを看護で支援する場合に用いる。

排泄セルフケア不足 (1)

定義 排便や排尿に関連する行為を自力では完了できない状態

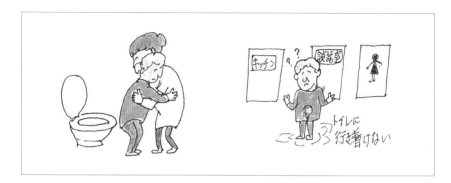

この看護診断の適用が想定される**事例1**

85歳 女性 胆のうがん 肝臓転移

3か月前に胆のうがんと診断され、抗がん剤治療を実施したが副作用が著しく途中で中断。既に肝臓への転移もあり、今回は緩和ケア目的で入院。膝関節症のため歩行器を用いて歩行している。便秘と下痢を繰り返し、トイレに間に合わず、便尿失禁することがある。病気により普段より10kg体重減少があり、動作緩慢で、支えがないとふらつくことがある。本人は「最期までトイレに行って用を足したい」と話している。

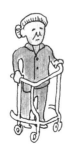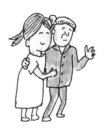

事例から診断指標を選択

事　例	診断指標
・便秘と下痢を繰り返し、トイレに間に合わず、便尿失禁することがある	トイレまで行くのが困難

事例から関連因子を選択

事　例	関連因子
・膝関節症のため歩行器を用いて歩行している。普段より10kg体重減少があり、動作が緩慢で、支えがないとふらつくことがある	身体可動性障害

これらの情報から看護診断を〈**排泄セルフケア不足**〉とし、看護計画の立案を行います。

この看護診断が適用・活用できる事例・症状・状態

85頁参照

この看護診断の適用・活用時の注意

85頁参照

排泄セルフケア不足 (2)

定義 排便や排尿に関連する行為を自力では完了できない状態

この看護診断の適用が想定される**事例2**

87歳 女性 認知症

4年前より認知症のため介護老人福祉施設に入所となった。今年になってから尿意や便意を訴えなくなり、トイレに誘導しなければ失敗することが多くなった。施設の介護者が排泄時間を記録し、時間をみて誘導するが、トイレと違う方向に行こうとする。そのため、間に合わずに失禁してしまうこともあった。失禁すると「もうだめだ」「すまない」とひどく落ち込んでしまう。歩行は杖歩行で、立ち上がりや座る際に支えが必要。家族は、本人が歩けるうちはトイレで排泄させたいと話している。

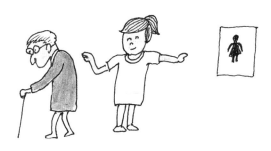

事例から診断指標を選択

事　例	診断指標
・尿意や便意を訴えなくなり、トイレに誘導しなければ失敗することが多くなった	トイレでの清潔行動完了が困難
・トイレとは違う方向に行き、間に合わずに失禁してしまう	トイレまで行くのが困難
・立ち上がりや座る際に支えが必要	便座からの立ち上がりが困難 便座に座るのが困難

事例から関連因子を選択

事　例	関連因子
・今年になって尿意や便意を訴えなくなり、トイレに誘導しなければ失敗することが多くなった	認知機能障害

これらの情報から看護診断を〈**排泄セルフケア不足**〉とし、看護計画の立案を行います。

この看護診断が適用・活用できる事例・症状・状態

- 骨折や脱臼・靭帯損傷などの筋骨格疾患により、排便や排尿などが自力では完了できない状態の患者。
- ALS やパーキンソン病など神経筋疾患により、自力で排泄行為を完了できない患者。
- 認知症のため、排便や排尿などの排泄行為を自力で完了できない状態の患者。

この看護診断の適用・活用時の注意

- この診断は、排泄行為を自力で完了できない場合に用いられるが、意識障害や寝たきり等で全介助の場合にはこれを診断してはならない。
- この診断は、患者が自力で排泄行為を完了することをゴールとし、それを看護で支援する場合に用いる。

急性混乱 (1)

定義　短期間に発症し、持続が3か月未満の意識・注意・認知・知覚の可逆性障害

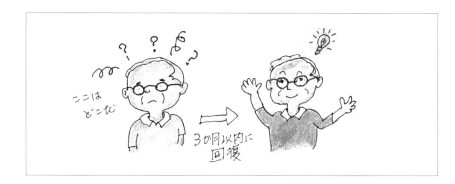

この看護診断の適用が想定される**事例1**

　80歳　男性　右大腿骨頸部骨折

　自宅で転倒し右大腿骨頸部骨折で入院。軽い脳梗塞があるというが、入院当日は受け答えも問題なく、家族との会話も自宅にいるときと変わりなく落ち着いていた。入院初日から痛みが強く眠れないと訴え、鎮痛剤コカール（アセトアミノフェン）60mgが処方された。入院2日目の夜、友達が大勢来ていると大きな声で家族を呼ぶ。骨折して入院していることを説明するが、自宅にいると勘違いしている様子。「トイレに行く」とベッドから起き上がろうとするが、痛みで起き上がることができないため、興奮して大声で家族を呼ぶ。面会に来た娘を知らない人だと言って追い返し、看護師の状態説明にも「馬鹿にしている」と怒りだす。

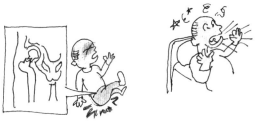

事例から診断指標を選択

事　例	診断指標
・痛みが強く眠れない	精神運動機能の変化
・「トイレに行く」とベッドから起き上がろうとするが痛みで起き上がることができない	意図的行動の開始困難
・自宅にいると勘違いしている様子 ・娘を知らない人といって追い返す ・看護師の状態説明にも「馬鹿にしている」と怒りだす ・興奮して大声で家族を呼ぶ	認知機能障害
・入院 2 日目の夜、友達が大勢来ていると大きな声で家族を呼ぶ	幻覚

事例から関連因子を選択

事　例	関連因子
・右大腿骨頸部骨折 ・痛み強く眠れない ・痛みで起き上がることができない	身体可動性障害

これらの情報から看護診断を〈**急性混乱**〉とし、看護計画の立案を行います。

この看護診断が適用・活用できる事例・症状・状態

89 頁参照

この看護診断の適用・活用時の注意

89 頁参照

急性混乱 (2)

定義　短期間に発症し、持続が3か月未満の意識・注意・認知・知覚の
　　　可逆性障害

この看護診断の適用が想定される**事例2**

　78歳　女性　肩関節の腱板損傷（断裂）

　右肩の痛みがあり外来で投薬（鎮痛剤）やリハビリ等の治療を行っていた
が、夜間も痛みが強く手術を行った。術後は装具で肩を上げた状態で固定。術
前の説明でも固定の必要性は理解しており、早い回復を期待している様子だっ
た。手術は午前中に終了し、全身状態も問題なかった。術当日は点滴と装具固
定がありナースステーションに近い病室で観察としたが、夜間0時過ぎに点滴
と装具を外して廊下を歩いているところを看護師が発見。話を聞くと意味不明
のことを言っている。装具を装着し、しばらくベッドのそばで観察していると
朝までぐっすり入眠した。翌朝、夜の状況について話を聞くと全く記憶がな
い。翌日の深夜も装具を外し、自分の荷物をまとめて廊下を歩いていたが、翌
朝は全く覚えていないという。家ではそのような行動はなく、術後のせん妄と
判断される。固定は3週間ほど必要であり対策が必要となった。

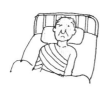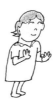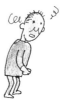

事例から診断指標を選択

事　例	診断指標
・翌朝、夜の状況について話を聞くと全く記憶がな 　い。翌日の深夜も装具を外し、自分の荷物をまと 　めて廊下を歩いていた。翌朝は覚えていないという	認知機能障害
・夜間0時過ぎに点滴と装具を外して廊下を歩い 　ているところを看護師が発見。話を聞くと意味 　不明のことを言っている。装具を装着し、しば 　らくベッドのそばで観察していると朝までぐっ 　すり入眠した	精神運動機能の変化

事例から関連因子を選択

事　例	関連因子
・術当日は点滴と装具固定がある ・夜間 0 時過ぎに点滴と装具を外して廊下を歩いている ・翌日深夜も装具を外している	睡眠覚醒サイクルの変化

これらの情報から看護診断を〈急性混乱〉とし、看護計画の立案を行います。

この看護診断が適用・活用できる事例・症状・状態

- アルコールや薬物の離脱により意識・注意・認知・知覚に障害がある人。
- 重症感染症による高熱や脱水症などのため認知機能や精神運動機能に障害がある人。
- 脳の障害により会話や考えが混乱し思考できなくなっている状態。
- 薬物・覚せい剤などの中毒症状で意識レベルが混乱している状態。
- 不適切な拘束により、認知機能や精神運動機能に障害をきたした状態。

この看護診断の適用・活用時の注意

- 〈急性混乱〉と似た看護診断に〈急性混乱リスク状態〉がある。
  〈急性混乱リスク状態〉の定義は、「短期間に発症し、意識・注意・認知・知覚の可逆性障害が起こりやすく、健康を損なうおそれのある状態」である。こちらはあくまで「おそれのある状態」で適用となる診断である。
- 事例 1 の場合、診断指標・危険因子・関連する状態から、看護診断を急性混乱リスク状態も選択できるが、急な環境の変化で認知機能の変化が実際に起きているため、リスク状態にはないと判断した。
- 事例 2 も認知機能障害や睡眠覚醒の変化が実在しており、今後も肩関節の装具固定が 3 週間継続されるため、睡眠への影響も持続することも視野に入れ、〈急性混乱〉を適用した。

自己同一性混乱 (1)

定義 自分についての統合された完全な認識を維持できない状態

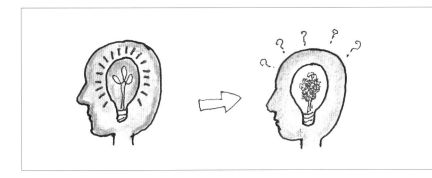

この看護診断の適用が想定される**事例1**

20歳　女性　不安障害

　大学入学後から下宿している。皆が優秀で自分は何をやってもダメな人間で成績も悪い、クラスメートが自分のことを噂していると思い込むようになる。人が怖くなり落ち込み勉強ができなくなり、神経内科を受診。1か月下宿で静養している。自分は何のために大学に入ったのか、ダメな人間だ、もう自分の将来はない、勉強しないといけないと思い悩むが、何もする気になれない。友人からの携帯電話も来なくなり、皆に嫌われているからだと思うようになり、外出もしなくなった。両親から電話で、お前はもともと賢い人間だ。やればできると励まされるが、イライラして何をどのように考えてよいかわからないと言い、再度神経内科を受診した。

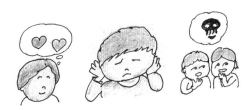

事例から診断指標を選択

事　例	診断指標
・自分は何のために大学に入ったのか、ダメな人間だ、もう自分の将来はない。何もする気になれない	空虚感
・勉強しないといけないと思い悩むが、何もする気になれない。両親からお前は賢い。やればできると励まされる	目標についての混乱

事例から関連因子を選択

事　例	関連因子
・自分はダメな人間だ、勉強しないといけないと思い悩むが、何もする気になれない。両親からお前は賢い。やればできると励まされる	自尊感情が低い

これらの情報から看護診断を〈自己同一性混乱〉とし、看護計画の立案を行います。

この看護診断が適用・活用できる事例・症状・状態

93 頁参照

この看護診断の適用・活用時の注意

93 頁参照

自己同一性混乱 (2)

定義 自分についての統合された完全な認識を維持できない状態

この看護診断の適用が想定される**事例2**

42歳、女性　統合失調症

28歳で結婚し、姑との関係がストレスとなり、嫁としての役割ができないと悩むようになり、また隣人から悪口を言われている感じも出て、精神科に通院している。1年前から隣人との間でトラブル後、幻聴があり落ち着かなくなった。受診時セパゾン、リーゼ、デパスの処方を受けたが、幻聴・被害妄想がひどくなる。昼間、幻聴は断続的に続き、自分の後を誰かが付け狙っていると訴えるようになった。「怖くてしかたない、もう死ぬしかないと思っている」と話す。幻聴がひどくなり、受診の結果入院となった。

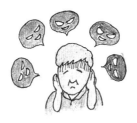
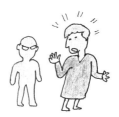

事例から診断指標を選択

事 例	診断指標
・隣人から悪口を言われている感じの幻聴がある	妄想的な自己描写
・自分の後を誰かが付け狙っている	内的刺激と外的刺激を区別できない
・怖くてしかたない、もう死ぬしかないと思っている	違和感

事例から関連因子を選択

事 例	関連因子
・結婚後、姑との関係がストレスになった	家族機能障害

これらの情報から看護診断を〈自己同一性混乱〉とし看護計画の立案を行います。

この看護診断が適用・活用できる事例・症状・状態

- トランスジェンダーで社会的差別を感じている人。
- 組織の中での役割の変化に対応できないと悩んでいる人。
- 発達段階の移行期にあり目標やボディイメージの変化で混乱している人。

この看護診断の適用・活用時の注意

- 〈自己同一性混乱〉のベースにあるのは患者からの不合理な訴えなど。
- その意味では、診断指標に「人格の変化」や「支離滅裂な会話」を含む〈慢性混乱〉との鑑別が問題となる。
- 両者の鑑別は、関連因子（原因）や診断指標を細かく検証すれば、それほど困難ではない。

介護者役割緊張 (1)

定義 家族や大切な人のために、ケアの責任を果たすこと、期待に応えること、あるいは行動することが困難な状態

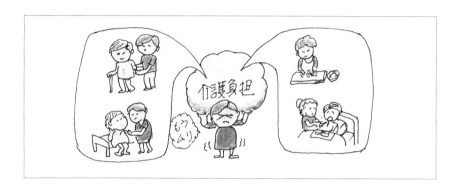

この看護診断の適用が想定される**事例1**

50歳　女性　介護疲れ

　半年前に義理の母88歳が大腿骨を骨折し、その後認知症になった。会社員だったが介護のために退職。夫は昨年他界。最近義母がトイレに間に合わずにもらすことが多く、紙おむつを勧めるが嫌がり、寝具やパジャマなどの洗濯に追われている。食事の準備など1日中休む暇なく動いている。友人との食事会なども出かけなくなった。夜間も2時間ごとのトイレ介助のため睡眠不足で、疲れが溜まって背中に湿布を貼っている。以前より血圧が高かったが、最近急に血圧が180/110mmHgに上昇し頭痛も出現した。友人が心配し行政に相談しようと言うと、夫の兄弟の手前、それはできないと断る。友人が、連絡が取れないため訪問すると疲労感強く、自室で寝ていたため受診を勧めた。

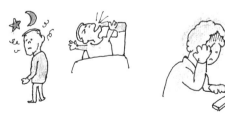

事例から診断指標を選択

事　例	診断指標
・以前より血圧が高かったが、最近急に血圧が 180/110 に上昇し頭痛も出現した	介護者の健康状態：身体面 高血圧
・夜間も2時間ごとのトイレ介助のため睡眠不足である	介護者の健康状態：身体面 睡眠覚醒サイクルの変化

事例から関連因子を選択

事　例	関連因子
・友人が心配して行政に相談しようと言うと、夫の兄弟の手前、それはできないと断る	介護活動：24時間にわたるケア責任

これらの情報から看護診断を〈**介護者役割緊張**〉とし、看護計画の立案を行います。

この看護診断が適用・活用できる事例・症状・状態

97頁参照

この看護診断の適用・活用時の注意

97頁参照

介護者役割緊張 (2)

定義 家族や大切な人のために、ケアの責任を果たすこと、期待に応えること、あるいは行動することが困難な状態

この看護診断の適用が想定される**事例 2**

56 歳　女性　同居中の父の介護に悩む

同居中の父がアルツハイマー型認知症・高次脳機能障害で自宅介護をしている長女。父が 95 歳の時、5 年間介護をしていた妻が他界したあと、長女夫婦・孫 2 人と同居するようになった。同居後、せん妄状態・妄想・物忘れや徘徊が多くみられるようになった。父が夜間大声を出し、一人で出かけ、お巡りさんや近所の方に迷惑をかけることが度々起きるようになり、目が離せない状態が続くようになった。長女はイライラして眠れなくなり、血圧が高くなり身体症状が出てきた。父の面倒は娘である自分がみなくてはならないと責任感を抱いている。孫に受診を勧められ近所の内科に相談にきた。

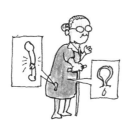
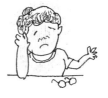

事例から診断指標を選択

事　　例	診断指標
・長女はイライラして眠れなくなったりしている	介護者の健康状態：身体面 睡眠覚醒サイクルの変化

事例から関連因子を選択

事　　例	関連因子
・夜間大声を出し、1人で出かけ、お巡りさんや近所の方に迷惑をかけている。娘である自分が見なくてはならないと責任感を抱いている	介護活動：24時間にわたるケアの責任、予測できないケア状況

これらの情報から看護診断を〈介護者役割緊張〉とし、看護計画の立案を行います。

この看護診断が適用・活用できる事例・症状・状態

- 被介護者が高いケアニーズをもっているにもかかわらず、介護者も慢性疾患をかかえている場合。
- 介護者または被介護者が発達障害であるケース。
- 先天性疾患による未熟児や早産児の介護。
- 被介護者の病態が重篤で24時間にわたるケアの責任を常に担っている場合。
- 被介護者に問題行動や薬物乱用などがあり、常にストレスの強い状況に介護者がおかれている場合。

この看護診断の適用・活用時の注意

- 〈介護者役割緊張〉は、さまざまな要因によって介護者の役割を果たせない場合に適用される看護診断である。
- 関連因子（原因）は、介護者因子、被介護者因子、介護活動、家族機能、社会経済面、に分けられる。
- 〈介護者役割緊張〉は、これらの要因の1つ、あるいは複数が、持続することによって起こる。

性機能障害（1）

定義　性的反応の欲望期・興奮期・オーガズム期のすべてあるいはいずれかの段階で、性機能の変化を経験し、満足感がない、報われない、不十分と見なされる状態

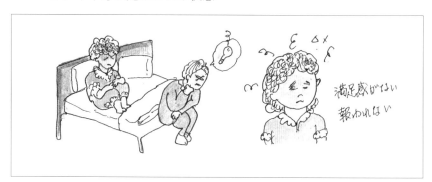

この看護診断の適用が想定される**事例1**

　40歳　女性　子宮頸がんの手術後

　夫（42歳）との二人暮らし、子どもはいない。子宮頸がんⅠＢの診断を受け、6か月前に広汎子宮全摘術を行った。術後、排尿障害がみられたが、自立排尿ができるようになった。半年後の定期検診で不安なことがないか尋ねると、「手術をすると、性生活が無理だと思っていた。性生活が怖い。手術前のように満足できない。夫も同じように考えているのではないか」と悩んでいた。

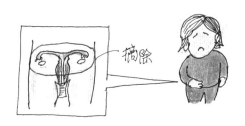

事例から診断指標を選択

事　例	診断指標
・性生活が怖い	性的限界を感じている
・手術前のように満足できない	性的満足の変化

事例から関連因子を選択

事　例	関連因子
・手術をすると、性生活が無理だと思っていた	性機能についての誤った情報

これらの情報から看護診断を **〈性機能障害〉** とし、看護計画の立案を行います。

この看護診断が適用・活用できる事例・症状・状態

101 頁参照

この看護診断の適用・活用時の注意

101 頁参照

性機能障害（2）

| 定義 | 性的反応の欲望期・興奮期・オーガズム期のすべてあるいはいずれかの段階で、性機能の変化を経験し、満足感がない、報われない、不十分と見なされる状態 |

この看護診断の適用が想定される**事例2**

35歳　男性　精巣がんの手術後

　妻（30歳）と子ども（5歳）の三人暮らし。下腹部の鈍痛と精巣の腫れを自覚し病院を受診した。精査の結果、ステージⅠの左精巣がんと診断され、3か月前に高位精巣摘除術を行った。定期検診時に患者から「先生からは特に性生活には問題はないと思うと言われていた。気持ちの問題かと思ってはいるが性生活をしようと思わない。精巣を取ったことで男としての役割がない気がして。妻はもう少ししたら子どもが欲しいと言っているが、子どもは考えられない」と相談を受けた。

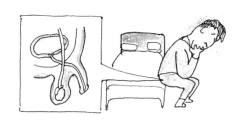

事例から診断指標を選択

事　例	診断指標
・性生活をしようと思わない	性欲低下

事例から関連因子を選択

事　例	関連因子
・精巣を取ったことで男としての役割がない気がする	性機能についての知識不足

これらの情報から看護診断を **〈性機能障害〉** とし、看護計画の立案を行います。

この看護診断が適用・活用できる事例・症状・状態

- 疾患や治療などによって、性器・骨盤痛、勃起障害などの性機能障害を引き起こした場合や性生活が行えなくなるといった誤った情報や知識不足により性生活に満足感がない、報われない、不十分と見なされる状態。
- 狭い生活空間やプライバシーの不足などのため、性生活に支障をきたし、性生活に満足感を得られない場合も適用になる。

この看護診断の適用・活用時の注意

- 性機能に対しては、〈性機能障害〉と〈非効果的セクシュアリティパターン〉がある。
- 〈非効果的セクシュアリティパターン〉は、関連因子（原因）をみると、自分のセクシュアリティ（性のあり方）が気にかかって不安に思う場合や、妊娠や性感染症への恐れから性生活に支障をきたした場合に適用される診断名であることが分かる。

非効果的行動計画 (1)

定義　特定の条件下で時間内に、一連の活動への準備ができない状態

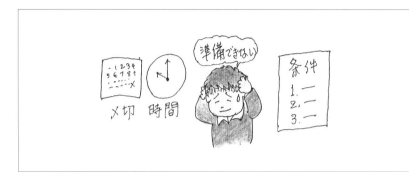

この看護診断の適用が想定される**事例1**

40歳　男性　心身症

　3か月前に主任となってはじめて新規事業を担当することになり不安だった。事業開始までの業務内容と担当者の役割やスケジュールを1週間で作成するよう指示があった。上司より事業内容の説明を受けたが、業務内容の洗い出しや役割分担など経時的にどのように進めたらよいかと考え込んで、時間だけが過ぎていく。何度も相談しアドバイスを得たが反映できず、上司の期待に応えられない、このままでは提出日になっても案ができないと思うようになり、不眠と体調不良が出現。提出前日に病気を理由に会社を休んでしまった。その後も同様の状態で、出社できず1週間ほど休んだ。上司と家族が相談し、心療内科受診。憔悴しきっているため、しばらく入院し治療開始することになった。

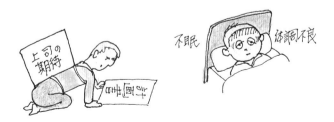

事例から診断指標を選択

事　例	診断指標
・何度も相談しアドバイスを得たが反映できず、上司の期待に応えられない ・提出日になっても案ができないと思うようになり、不眠と体調不良が出現	タスク遂行への恐れ

事例から関連因子を選択

事　例	関連因子
・上司より事業内容の説明を受けたが、業務内容の洗い出しや役割分担など経時的にどのように進めたらよいかと考え込んでいる ・何度も相談しアドバイスを得た	情報処理能力の不足

これらの情報から看護診断を〈**非効果的行動計画**〉とし、看護計画の立案を行います。

この看護診断が適用・活用できる事例・症状・状態

105 頁参照

この看護診断の適用・活用時の注意

105 頁参照

非効果的行動計画 (2)

定義 特定の条件下で時間内に、一連の活動への準備ができない状態

この看護診断の適用が想定される**事例 2**

45 歳　男性　うつ病

　上司が病気で長期休暇を取っていた。主任である自分が上司の業務をこなさなくてはならなくなった。上司が行っていた仕事と、もともとの自分の業務との計画性がうまくいかず悩むようになった。毎日仕事が時間内に終わらず失敗ばかりで会社に行けなくなり、家に閉じこもり誰とも話さなくなった。家族に勧められクリニックを受診しうつ病と診断された。もともと計画的に物事を行うことが苦手で、難しい仕事はできるだけ期限まで延ばしてしまい失敗をしていた。

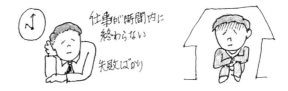

事例から診断指標を選択

事 例	診断指標
・上司が行っていた仕事と、もともとの自分の業務との計画性がうまくいかず悩むようになった	タスク遂行への恐れ

事例から関連因子を選択

事　例	関連因子
・もともと計画的に物事を行うことが苦手で、難しい仕事はできるだけ期限まで延ばしてしまい失敗をしていた	提案された解決法に直面した時の逃走行動

これらの情報から看護診断を**〈非効果的行動計画〉**とし看護計画の立案を行います。

この看護診断が適用・活用できる事例・症状・状態

▧ 快楽的な性格で、生活習慣の改善やリハビリテーションなどに真剣に取り組む姿勢がない人。

▧ やることをいつも先延ししたり、提案された解決法から逃避しようという傾向がある人。

▧ 自分の力量について現実的な認識をもたず、選択した活動が達成できない人。

この看護診断の適用・活用時の注意

▧ 〈非効果的行動計画〉は、診断指標や関連因子を読むと、身の回りにいる「だらしない人」のイメージ。

▧ 看護問題（患者問題）として取り上げるかどうかは、ケアの対象になるか否かである。

家族コーピング機能停止 (1)

定義 プライマリパーソン（家族メンバー、大切な人、親しい友人）の行動が、健康課題に不可欠な適応課題に、自分や患者が効果的に対処する能力を無効にしている状態

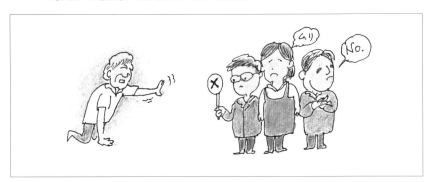

この看護診断の適用が想定される**事例1**

70歳　男性　慢性閉塞性肺疾患（COPD）

　妻（56歳）と娘・息子がいるが、一緒には住んでいない。5年前に慢性閉塞性肺疾患と診断され治療していた。治療が開始されたころから、夫婦関係がうまくいっていない。今回、感染を契機に急性増悪となり入院した。主治医より在宅酸素療法の導入について妻とともに説明された。急性増悪も回復してきたため、具体的な療養生活について説明を受けると、妻は「私には介護はできない。このまま入院していることはできないのか」と返答があった。毎日来ていた面会も1週間に1回程度となり、退院の話し合いは進まなくなった。

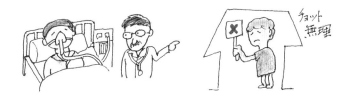

事例から診断指標を選択

事　例	診断指標
・妻は「私には介護はできない。このまま入院していることはできないのか」と返答した	家族関係を無視する
・毎日来ていた面会も1週間に1回程度となった	患者を放棄する

事例から関連因子を選択

事　例	関連因子
・治療が開始されたころから、夫婦関係がうまくいっていない	曖昧な家族関係

これらの情報から、看護診断を〈**家族コーピング機能停止**〉とし、看護計画の立案を行います。

この看護診断が適用・活用できる事例・症状・状態

109頁参照

この看護診断の適用・活用時の注意

109頁参照

家族コーピング機能停止 (2)

定義 プライマリパーソン（家族メンバー、大切な人、親しい友人）の行動が、健康課題に不可欠な適応課題に、自分や患者が効果的に対処する能力を無効にしている状態

この看護診断の適用が想定される**事例2**

65歳　男性　膵臓がん

　1年前に膵臓がん（ステージⅣ）の診断を受け、手術はできる状況ではなかった。がんによる転移もあり、通院で化学療法を行っている。妻（58歳）と長女（42歳）が自宅で介護している。最近、食欲もなく疼痛も増強しているため、主治医より緩和ケア病棟を紹介され入院した。入院後も本人は「家に帰りたい。最期は家で死にたい」と話している。妻は「自分は仕事をしており介護は難しい」、長女は「自分が協力するから、お父さんを自宅で介護したい」と双方の意見は一致していない。

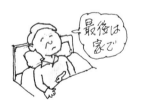

事例から診断指標を選択

事 例	診断指標
・入院後も本人は「家に帰りたい。最期は家で死にたい」と話している。妻は「自分は仕事をしており介護は難しい」と話す	患者の基本的ニーズを無視する

事例から関連因子を選択

事 例	関連因子
・妻は「自分は仕事をしており介護は難しい」、長女は「自分が協力するから、お父さんを自宅で介護したい」と双方の意見は一致していない	支援者間のコーピングスタイルの違い

これらの情報から看護診断を〈家族コーピング機能停止〉とし、看護計画の立案を行います。

この看護診断が適用・活用できる事例・症状・状態

- 何らかの理由（身体的、心理的、経済的など）により、介護者の介護力が不足した場合や家族間の意見の不一致が起こり自分や患者が効果的に対処する能力を無効にしている状態。
- 家に帰りたいと願っても家族の事情で叶えられない場合などに適用となる。

この看護診断の適用・活用時の注意

- 類似した看護診断に〈家族コーピング機能低下〉がある。
- 〈家族コーピング機能停止〉は、自分や患者に家族や親しい人からの支援がなく、効果的に対処する能力が無効になっている場合に用いる。
- 一方、〈家族コーピング機能低下〉は、プライマリパーソン（家族メンバー、大切な人、親しい友人）からの支援はあるものの、患者本人が効果的に対処する能力を無効にしている場合に適用となる。

死の不安 （1）

定義 自分や大切な人たちの死や、死のプロセスの予感によって起こる、情緒的な苦痛と不安定さが、生活の質（QOL）に悪影響を及ぼしている状態

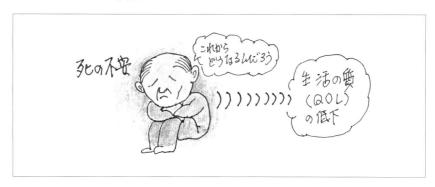

この看護診断の適用が想定される**事例1**

50歳　男性　膵臓がん

　最近、疲れやすさと食欲不振、おなかが張る感じがあった。経過を見ていたが改善なく、黄疸、背中と腰の痛みも出てきたため、近医で大学病院を紹介され受診した。精密検査の結果、膵臓がんと診断されたが、医師からはがんが進行しているため、手術ができる状態ではないと説明された。抗がん剤による治療について説明されたが、呆然とした表情で話を聞いていた。しばらくして「手術できないということは手遅れということなのでしょうか。抗がん剤治療をしたら良くなりますか。効果がなければ死ぬということですか」と青ざめた表情で訴えてきた。

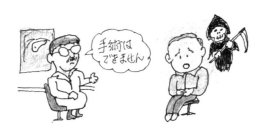

事例から診断指標を選択

事　例	診断指標
・手遅れということなのか	早すぎる死への恐れ
・がんが進行していて手術ができる状態ではない	終末期疾患発症への恐れ

事例から関連因子を選択

事　例	関連因子
・抗がん剤治療で良くなるか ・効果がなければ死ぬということですか	予後の不確実性

これらの情報から看護診断を〈**死の不安**〉とし、看護計画の立案を行います。

この看護診断が適用・活用できる事例・症状・状態

113頁参照

この看護診断の適用・運用時の注意

113頁参照

死の不安 (2)

定義 自分や大切な人たちの死や、死のプロセスの予感によって起こる、情緒的な苦痛と不安定さが、生活の質（QOL）に悪影響を及ぼしている状態

この看護診断の適用が想定される事例 2

65 歳　男性　大腸がん

　大腸がんステージⅢと診断され 3 年前に手術。その後、抗がん剤治療で通院していた。今回、自宅で体動困難と体動時呼吸困難が出現し緊急入院となった。診察の結果、頸部リンパ節転移、肺転移、腹水貯留があった。今後の抗がん剤治療は体力的に極めて困難であると医師から説明され、本人、家族が相談して治療は行わないことになった。本人は、残された時間は家族とともに自宅で暮らしたいと希望していたが、同時に病弱な妻に負担をかけたくないと感じていた。夜間も眠れず、看護師に「そばにいてほしい。これから自分はどうなっていくのか。最期は苦しみたくないね。残していく妻のことも心配でしかたない」と訴えていた。

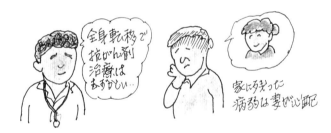

事例から診断指標を選択

事 例	診断指標
・病弱な妻に負担をかけたくない	介護者の負担（緊張）についての懸念
・最期は苦しみたくない	死に関連した痛みの恐怖
・残していく妻のことも心配でしかたない	自分の死が大切な人に及ぼす影響への懸念

事例から関連因子を選択

事 例	関連因子
・残された時間を家族と過ごしたい	差し迫った死の認識

これらの情報から看護診断を〈**死の不安**〉とし、看護計画の立案を行います。

この看護診断が適用・活用できる事例・症状・状態

▨ 終末期でがん性疼痛に対して強い不安を抱いている患者。

▨ 急性心筋梗塞で急性期を脱した後、再発に関する不安を抱えている人。

▨ 愛する人と離れることへの恐れから、自分の死ぬべき運命を受け入れられない人。

この看護診断の適用・活用時の注意

▨ 患者が実際死の不安を抱えているかどうかは、患者自身が表出しない限り分からない場合が多い。

▨ この看護診断は、死の不安が生活の質（QOL）に悪影響を及ぼしている場合に適用になるもので、患者のQOLの低下を手がかりに、その原因として〈死の不安〉という診断に至るケースが多い。

非効果的否認 (1)

定義 不安や恐怖を軽減するために、ある出来事についての知識やその
　　 意味を、意識的または無意識的に否定しようとする試みが、健康
　　 を損ねる原因となっている状態

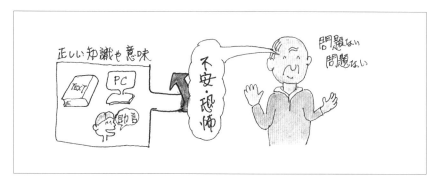

この看護診断の適応が想定される**事例1**

　70歳　男性　慢性心不全

　最近、足がむくみ、散歩中に息苦しさが強くなったため、かかりつけの病院
を受診した。慢性心不全の診断で緊急入院し、医師から病状の説明がされたあ
と、看護師に「心臓の動きが悪くなっているみたいだね。先生は生活習慣の見
直しが必要だと言っていたけどさ」と話す。

　看護師が日常生活の状況を確認したところ、カップラーメンを好んで食べて
おり塩分制限が十分できていない様子だった。患者は「塩分はできるだけ塩辛
いものは食べないようにして、漬物も浅漬けにしているよ」と言っている。生
活習慣の見直しについて話をしようとすると「漬物が原因とは思わないけど。
息苦しくなるのは運動不足なのかな」と言い、症状の原因は漬物だけでなく、
食生活全体が疾患に影響を及ぼす要因となることを認めようとしない言動が聞
かれた。

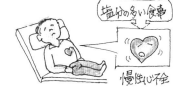
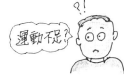

事例から診断指標を選択

事　例	診断指標
・息苦しくなるのは運動不足なのかな	症状の原因を取り換える
・カップラーメンを好んで食べる ・漬物が原因とは思わない	症状の関連性を認めない

事例から関連因子を選択

事　例	関連因子
・塩辛いものは食べないで、漬物は浅漬けにしている	無効なコーピング方法

これらの情報から看護診断を〈**非効果的否認**〉とし、看護計画の立案を行います。

この看護診断が適用・活用できる事例・症状・状態

117頁参照

この看護診断の適用・活用時の注意

117頁参照

非効果的否認 (2)

定義 不安や恐怖を軽減するために、ある出来事についての知識やその意味を意識的または無意識的に否定しようとする試みが、健康を損ねる原因となっている状態

この看護診断の適応が想定される 事例2

48歳　男性　高血圧

　以前より時々、頭痛があり市販の鎮痛剤を内服することがあった。最近は駅の階段を駆け上がるとしばらく動悸がおさまらなかった。だが、それは運動不足と年齢からくる体力の低下だと感じていた。今年の会社の健康診断で高血圧を指摘され医療機関を受診するように指導された。しかし、頭痛も時々あるくらいで、激しい動きをしなければ動悸もしないため、医療機関は受診しなかった。妻から「脳の病気になったら心配だから受診したほうがいい」と言われたが「受診しなくても俺は大丈夫だよ。まだ若いんだから。病院は昔から嫌いなんだよ。病院に行くとよけい具合が悪くなる」と言い、受診しなかった。妻はこのままでは夫が高血圧で倒れてしまうと不安に思い、夫を無理やり医療機関に連れていき受診した。

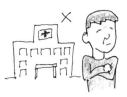

病院はきらい。
行くと具合が
悪くなる

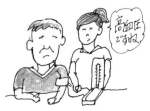

高血圧
ですね

事例から診断指標を選択

事　例	診断指標
・医療機関を受診するよう指導されたが受診しなかった	医療を探し求めることの遅れ
・時々、頭痛がある ・階段を駆け上がるとしばらく動悸がおさまらない	症状の関連性を認めない 症状を過小評価する
・受診しなくても大丈夫。病院が嫌い	医療を拒む

事例から関連因子を選択

事　例	関連因子
・病院に行くとよけい具合が悪くなる	嫌な現実の脅威

これらの情報から看護診断を〈非効果的否認〉とし、看護計画の立案を行います。

この看護診断が適用・活用できる事例・症状・状態

- 間質性肺炎の診断を受けているが生活パターンに注意を払えない患者。
- アルコールや薬物使用に際し、自分勝手な理由をつけて悪い習慣を改めようとしない患者。
- 自己流の健康管理を確信し、糖尿病の血糖コントロールが不良の患者。
- 診断結果を受け入れることができず、医療機関を転々とする患者。

この看護診断の適用・活用時の注意

- 〈非効果的否認〉の背景には、患者の不安や死への恐れ、嫌な現実から逃避したいなど、さまざまな要因が潜んでいる場合が多い。
- コンプライアンスの低い患者と考える前に、背景にある要因に思いを巡らせることが必要である。

気分調節障害（1）

定義 気分や感情の変動を特徴とする、軽度から重度までさまざまな一連の感情・認知・身体・生理的症状からなる精神状態

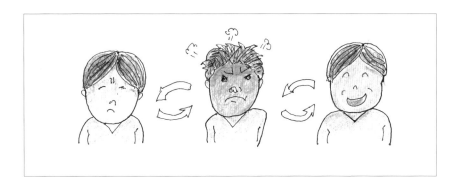

この看護診断の適応が想定される**事例1**

7歳　男児　かんしゃくもち

　幼児期からぐずったりしてよく泣いていた。小学校に入学してからも、授業中や休み時間など関係なく、イライラして怒り出し、友達に手をあげることもあり、教師から注意を受けていた。授業に集中できないため学校の授業についていけない状況になっている。自宅でも怒りっぽく、妹をたたいたり、大声で怒鳴り散らすことがある。学校や地域の子ども会でも孤立している。かんしゃくを起こすことが頻回であるため、母親が小児精神科に相談にきた。

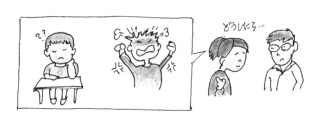

事例から診断指標を選択

事　例	診断指標
・友達や妹に手をあげる ・大声で怒鳴る ・かんしゃくを起こすことが頻回である	脱抑制
・学校の授業についていけない	注意障害

事例から関連因子を選択

事　例	関連因子
・学校や地域の子ども会でも孤立している	社会的孤立

これらの情報から看護診断を〈**気分調節障害**〉とし、看護計画の立案を行います。

この看護診断が適用・活用できる事例・症状・状態

121 頁参照

この看護診断の適用・活用時の注意

121 頁参照

気分調節障害（2）

定義 気分や感情の変動を特徴とする、軽度から重度までさまざまな一連の感情・認知・身体・生理的症状からなる精神状態

この看護診断の適用が想定される**事例2**

30歳　女性　産後うつ病

　出産後、貧血による体調不良のため、退院後は実家の母親が育児支援をしていた。体調が戻り、実母の育児支援も必要がなくなった。

　その後、しばらくしてから夜間、2〜3時間しか眠れなくなり、気分が落ち込み涙が止まらなくなる。子どもが泣き出すとイライラするなどの症状があり、心療内科を受診した。産後うつ病の診断で、抗うつ剤と眠剤を処方された。「育児も家事もやる気が起きない。夫や子どもに迷惑をかけている。仕事にも復帰できないと思うと死にたくなる」と憔悴しきった表情で訴える。

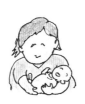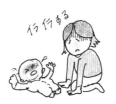

事例から診断指標を選択

事　例	診断指標
・夫や子どもに迷惑をかけている	過度の罪悪感
・気分が落ち込み涙が止まらなくなる	情動不安
・子どもが泣き出すとイライラする	イライラした気分

事例から関連因子を選択

事　例	関連因子
・2〜3 時間の睡眠時間	睡眠覚醒サイクルの変化

これらの情報から看護診断を〈**気分調節障害**〉とし、看護計画の立案を行います。

この看護診断が適用・活用できる事例・症状・状態

- ADHD（注意欠如・多動症）で、学校生活や勤務に際し、支障をきたしている患者。
- 急に悲しみの感情や怒りの感情がわき起こり、自分ではコントロールできない患者。
- 死や自殺について繰り返し考え、自尊感情が低い患者。

この看護診断の適用・活用時の注意

- 〈気分調節障害〉の背景には、事例1にあるような精神疾患や事例2の産後うつのようなものまで、さまざまな原因がある。
- 適用に際しては、定義にある「一連の感情・認知・身体・生理的症状」から背景にあるものを見極めて、看護計画を立案することが大切である。

無力感（1）

定義　ウェルビーイング・私生活・社会に影響を及ぼす要因や出来事に対して、実際のまたは認識しているコントロール力や影響力の喪失感がある状態（出典：アメリカ心理学会）

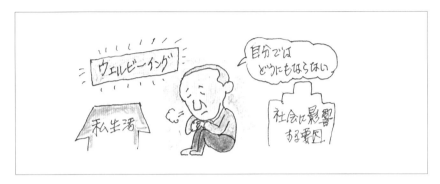

この看護診断の適用が想定される**事例1**

70歳　男性　糖尿病性末梢神経障害

　糖尿病性末梢神経障害のため、足先の知覚障害がある。散歩が趣味で、運動療法を心掛けていたが、右足の小指に潰瘍ができてしまい、足の痛みで散歩も思うようにできなくなった。右足の小指の潰瘍の治療のため、医療機関を受診した。医師から「このまま潰瘍がよくならないと指を切断する可能性があります」と説明され「糖尿病になってから、運動や食事には十分気をつけてきたつもりだった。趣味の散歩もできなくなってしまって気分が滅入る。何が悪かったんだ。何もやる気が起きない」と家族に感情をぶつけていた。看護師が小指の処置方法を説明している時に「健康に気遣い頑張ってきたのにすっかり自信がなくなった」と訴える。看護師が「今まで頑張ってきたんですね」と訴えを傾聴しつつ、小指の処置を自身でできるようにしましょうと促すが「看護師さんがやってくれ」と手をだそうとしない。

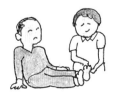 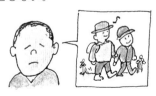

事例から診断指標を選択

事　例	診断指標
・看護師に足の小指の処置を任せる	主体性の喪失
・趣味の散歩ができなくなって気分が滅入る	以前のように活動できないことでのフラストレーション
・運動や食事には十分気をつけてきたつもり	十分なコントロール感がないと訴える

事例から関連因子を選択

事　例	関連因子
・何が悪かったのか、やる気が起きない ・すっかり自信がなくなった	自尊感情が低い

これらの情報から看護診断を〈**無力感**〉とし、看護計画の立案を行います。

この看護診断が適用・活用できる事例・症状・状態

125 頁参照

この看護診断の適用・活用時の注意

125 頁参照

無力感（2）

定義 ウェルビーイング・私生活・社会に影響を及ぼす要因や出来事に対して、実際のまたは認識しているコントロール力や影響力の喪失感がある状態（出典：アメリカ心理学会）

この看護診断の適用が想定される**事例2**

65歳 女性 子宮体がん

　下腹部痛、不正出血で受診したところ、子宮がんと診断された。すでに終末期であり化学療法を行っても余命は数か月であると告知を受けた。夫とは死別しており、子どもは遠方に暮らしている。子どもに心配はかけたくないと思っていて、病気のことは知らせていない。親しい友人も近くにいないため、子どもが独立してからは夫と寄り添って暮らしていたが、死別してからは一人で寂しく暮らしている。

　看護師が話しかけても返事もしないし、医師からの説明も聞こうとせず「このまま何もしなくていいです。何も考えられません」と食事にもあまり手をつけず、じっとベッドにいる状態が続いている。

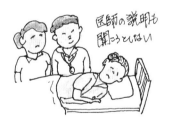

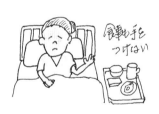

事例から診断指標を選択

事　例	診断指標
・何もしたくない。何も考えられない	抑うつ症状
・夫と死別、一人で寂しく暮らしている ・子どもは遠方に暮らしている ・親しい友人は近くにいない	社会的疎外
・このまま何もしなくていいです。何も考えられません	人生に目的がないという気持ち

事例から関連因子を選択

事　例	関連因子
・子どもに心配はかけたくないと思っていて、病気のことは知らせていない ・親しい友人が近くにいない	自分の状況改善への関心不足

これらの情報から看護診断を〈無力感〉とし、看護計画の立案を行います。

この看護診断が適用・活用できる事例・症状・状態

- サポートを受けようとしない、気力が落ちている精神状態の場合。
- 難病疾患の診断後、疾患に関する知識やサポート体制がない状態。
- 疾患の経過や予後が予測できず、自分がどう治療計画に関わるかが不明な場合。

この看護診断の適用・活用時の注意

- 〈無力感〉の関連因子（原因）には、不安や自分の状況改善への関心不足など、自分が無力だと感じるさまざまな要因がある。
- 適用に際しては、〈無力感〉の背景にある原因を考えることが必要である。

意思決定葛藤 (1)

定義 競合する活動の選択肢には、価値観と信念への危険・損害・挑戦を伴うため、とるべき活動方針が不確かな状態

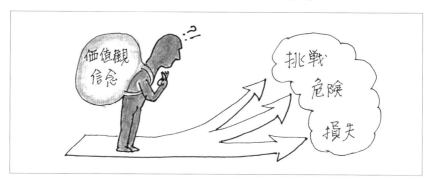

この看護診断の適用が想定される**事例1**

50歳　男性　原発不明がん　がん性腹膜炎

最近、食欲低下と腹部膨満感を自覚し近医を受診した。腹部超音波検査で腹水貯留が認められ、精査目的で受診した。精査の結果、原発不明がん、がん性腹膜炎の診断で入院となった。

医師からの「全身にがんが広がっている状態で完治は困難と思われます。今ある症状を軽減できる症状緩和療法をしていきますが、抗がん剤治療を行うかどうかご自身で判断していただく必要があります。抗がん剤治療は、強い薬でその効果で腫瘍を小さくして予後を延ばす一方、副作用により体を痛めて寿命を縮める可能性もある薬です」という説明後、「じっとしていられない」と部屋を出たり入ったりと落ち着かない様子が見られた。

翌日、「眠れなかった。治療について説明されたけど、抗がん剤治療をしても完治しない、でも治療をしないでいるのもどうかと思うよね。治療は途中でやめてもいいのかな。昨日の話だけでは決められない」と表情も硬く看護師に話してきた。

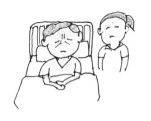
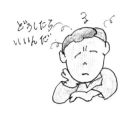

事例から診断指標を選択

事　例	診断指標
・完治しないのに抗がん剤療法をするべきか	意思決定中の苦悩（苦痛）
・抗がん剤治療を行うか否か	選択肢から選ぶのに迷う
・医師からの説明後、部屋を出たり入ったり落ち着かない様子が見られた ・眠れない	苦悩（苦痛）を示す身体徴候

事例から関連因子を選択

事　例	関連因子
・昨日の話だけでは決められない	情報不足

これらの情報から看護診断を〈意思決定葛藤〉とし、看護計画の立案を行います。

この看護診断が適用・活用できる事例・症状・状態

129 頁参照

この看護診断の適用・活用時の注意

129 頁参照

意思決定葛藤 (2)

> **定義** 競合する活動の選択肢には、価値観と信念への危険・損害・挑戦
> を伴うため、とるべき活動方針が不確かな状態

この看護診断の適用が想定される**事例2**

35歳　女性　出生前診断

第1子を妊娠したが、最近になって女性の父親に先天性の遺伝疾患があることがわかった。自分の子どもが遺伝性疾患を持って生まれることになるかもしれないと、出生前診断について相談するため、遺伝診断外来を受診した。

今まで、出生前診断をすることは自分の生命倫理の価値観に反すると考えていたが、今回、実家の母親から、場合によっては中絶したほうがいいと言われている。インターネットなどで検索しても様々な情報や意見がある中で、気持ちの整理がつかずに混乱している。やっと授かった子どもであること、生命を奪うことに抵抗を感じ毎日悩んでいる、と看護師に話した。

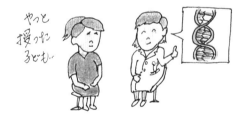

事例から診断指標を選択

事　例	診断指標
・今まで、出生前診断は自分の生命倫理の価値観に反していると考えていた	決断の際に個人的価値観に疑問を感じる
・出生前診断を受けるか受けないか	選択肢から選ぶのに迷う

事例から関連因子を選択

事　例	関連因子
・生命を奪うことに抵抗を感じ毎日悩んでいる、と看護師に話した	道徳的責任との矛盾

これらの情報から看護診断を〈**意思決定葛藤**〉とし、看護計画の立案を行います。

この看護診断が適用・活用できる事例・症状・状態

- 複数の治療法を提示され、選択に悩んでいる場合。
- 侵襲を伴う治療を受けるか否かの判断に迷っている場合。
- 治療を受ける医療機関の選択、療養場所（自宅療養か転院など）の選択に悩んでいる場合。
- 生命倫理の観点から、自分の選択に確信がもてない場合。

この看護診断の適用・活用時の注意

- 〈意思決定葛藤〉の関連因子（原因）には、情報不足、矛盾する情報源などがある。
- 診断適用に際しては、患者が判断に迷っている内容を確認し、求める情報を提供するような支援が大切である。
- 事例2のケースのように〈意思決定葛藤〉には、選択肢に正解がない場合も多い。倫理的な問題がからむ葛藤では、後々トラウマとして残らぬよう配慮が必要である。

領域⑩生活原理　スピリチュアルペイン (1)

定義 　人生の意味と目的を、自己・他者・世界・自分よりも大きな力とのつながりの中で統合する能力の低下に苦しんでいる状態

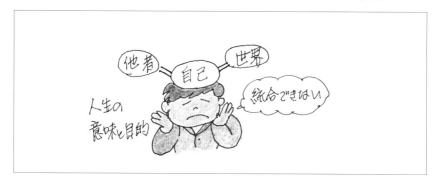

この看護診断の適用が想定される 事例 1

60歳　女性　乳がん　終末期

　乳がんの診断後、入院での治療と通院を繰り返しながら自宅療養をしていたが、病状が進行し、緊急入院となった。病気になる前は、会社を立ち上げ社長として会社経営、部下の育成に力を注いできた。結婚はしなかったが、仕事が生きがいで「仕事と結婚したんだね」と友人からは言われていた。乳がんと診断されてからは、社長業は引退し、これからの人生は自分の好きなことをして生きよう、今までできなかった海外旅行を楽しもうと計画を立てていた。

　自ら終末期は緩和ケア病棟に入院し、迷惑をかけないように残りの人生を生きたいと周囲に言っていた。最近はふさぎ込む姿が見られ、看護師に「身体が思うように動かなくなった。排泄の世話をしてもらうようになるなんて情けない。まだ人生でやりたいことがあったのに。今まで何のために頑張ってきたんだろう」と泣いていることが多くなった。

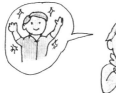

事例から診断指標を選択

事　例	診断指標
・ふさぎ込み泣いていることが多い	泣く
・今まで何のために頑張ってきたんだろう	生きる意味を失ったと感じている

事例から関連因子を選択

事　例	関連因子
・まだ人生でやりたいことがあった ・自分の好きなことをして生きたい	やり残したことがあるという感覚

これらの情報から看護診断を〈**スピリチュアルペイン**〉とし、看護計画の立案を行います。

この看護診断が適用・活用できる事例・症状・状態

133頁参照

この看護診断の適用・活用時の注意

133頁参照

スピリチュアルペイン (2)

定義 人生の意味と目的を、自己・他者・世界・自分よりも大きな力とのつながりの中で統合する能力の低下に苦しんでいる状態

この看護診断の適用が想定される**事例2**

55歳　男性　多発性外傷

2か月前、建設作業員としての仕事中に同僚が運転していたトラックにひかれ、多発性外傷で救命救急センターに入院した。一命はとりとめたものの両下肢の麻痺があり、自力での移動は困難である。リハビリが開始されたが、食事や排泄、更衣に介助が必要であり「これからのことは何も考えられない。毎日、車にひかれる悪夢を見る。こんな体では自分で死ぬこともできない」「あまり眠れないし、これからどうすればいいんだ」と暗い表情でいる。看護師が話しかけても、返事も返さず考え事をしているような姿を見かける。

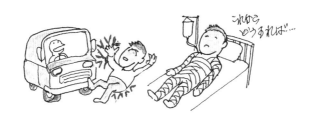

事例から診断指標を選択

事　例	診断指標
・車にひかれる悪夢を見る ・あまり眠れない	睡眠異常（症）
・これからどうすればいいんだ	将来への懸念
・これからのことは何も考えられない	希望の喪失感

事例から関連因子を選択

事　例	関連因子
・あまり眠れない ・暗い表情	抑うつ症状

これらの情報から看護診断を〈スピリチュアルペイン〉とし、看護計画の立案を行います。

この看護診断が適用・活用できる事例・症状・状態

- 個別に抱えている死にゆく過程での苦悩。
- 終末期のステージにある状態の人。
- 身体の一部または一部の機能を喪失した状態。
- 大切な人の死に直面し、空虚感に包まれている人。

この看護診断の適用・活用時の注意

- 〈スピリチュアルペイン〉は、霊的苦悩とも訳されるが、特に宗教的な意味合いを含んだものではない。
- 自然災害など、大きな力によって大切な人を失ったり、不可抗力的な事情で自分の将来が断たれた場合の苦悩なども適用になる。

感染リスク状態（1）

定義 病原体が侵入して増殖しやすく、健康を損なうおそれのある状態

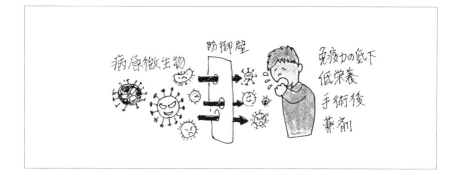

この看護診断の適用が想定される**事例1**

18歳　女性　急性骨髄性白血病

半年前に急性骨髄性白血病と診断される。抗がん剤治療を受け、悪心・嘔吐から体重は治療開始前53kgから35kgに減少したが、検査の結果寛解と判断された。食事も少しずつできるようになり、白血球は1800/μLに上がり、赤血球は200万/μL、血小板は40000/μL、無菌室から一般病棟へ出たところである。倦怠感は著明で、TP 3.8 g/dL、Alb 2.1 g/dL、食欲もまだ十分ではなく、かろうじて歩行している状態である。

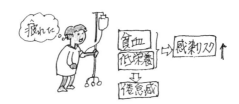

事例から危険因子を選択

事　例	危険因子
・抗がん剤治療のため、白血球数は上昇傾向にあるものの低下している状態である ・悪心・嘔吐から体重は治療開始前 53 kg から 35 kg に減少した ・TP 3.8 g/dL、Alb 2.1 g/dL と低栄養であり、感染症などに罹患するおそれのある状態である	栄養不良（失調）

これらの情報から看護診断を〈**感染リスク状態**〉とし、看護計画の立案を行います。

この看護診断が適用・活用できる事例・症状・状態

137 頁参照

この看護診断の適用・活用時の注意

137 頁参照

感染リスク状態 (2)

定義 病原体が侵入して増殖しやすく、健康を損なうおそれのある状態

この看護診断の適用が想定される**事例2**

　25歳　女性　全身性エリテマトーデス（SLE）

　18歳の時に全身性エリテマトーデスと診断され、副腎皮質ステロイドの大量投与を受けて寛解した経験がある。その後、よくなったと思い、マスクもしないでライブコンサートに出かけたり、友人と夜遅くまで買い物したりしていた。今回、発熱があり受診したところSLEの再燃と診断され入院。腎症も合併していることが判明し、副腎皮質ステロイドの大量投与のほか免疫抑制剤による治療も開始となり、検査のたびに血球の減少が認められている。生活指導を再度行うと、「マスクしてたし…。手洗いだってしてたけどな…」「ちょっとの時間でもダメなのか…」と不服そうな表情が見受けられ、感染予防行動が不徹底であったことがわかった。

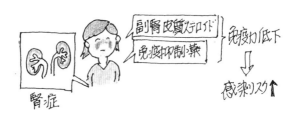

事例から危険因子を選択

事　例	危険因子
・「マスクしてたし…。手洗いだってしてたけどな…」「ちょっとの時間でもダメなのか…」 ・入院前には、マスクもしないでライブコンサートに出かけたり、友人と夜遅くまで買い物したりしていた ・今回、副腎皮質ステロイドの大量投与後、免疫抑制剤も開始となった	病原体との接触回避についての知識不足

これらの情報から看護診断を〈**感染リスク状態**〉とし、看護計画の立案を行います。

この看護診断が適用・活用できる事例・症状・状態

- 蔓延する新興感染症に曝露する環境にある人。
- カテーテルや手術創など、人工的な病原体侵入の門戸を有する人。
- 慢性疾患などを有し、宿主の病原体に対する防御能が低下している人。
- 放射線療法や化学療法を受ける、あるいは免疫抑制剤の投与により、易感染状態にある人。
- 栄養の摂取や吸収がなされず、低栄養状態にある人。

この看護診断の適用・活用時の注意

- 新興感染症が蔓延している状態では、免疫機能が正常な多くの人に当てはまる看護診断である。
- 一方、免疫機能が低下している人では、日和見感染も起きやすく、普段はまったく問題にならない常在菌が感染症の原因になることもある。

周術期体位性損傷リスク状態 (1)

定義　侵襲的処置や外科的処置の間に用いる姿勢や体位固定具が原因で、想定外の解剖学的変化や身体的変化が起こりやすく、健康を損なうおそれのある状態

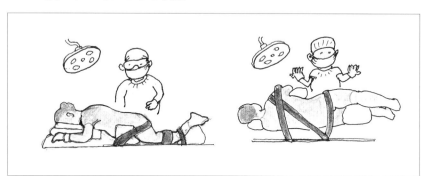

この看護診断の適用が想定される**事例**1

59歳　男性　腰椎すべり症

　30代から腰痛症があり、市販の鎮痛薬を内服し、整体に通うなどして様子を見てきた。55歳を過ぎたころから、歩行時に殿部と大腿部の痛みがどんどん強くなり、休みながらでなければ歩けなくなった。

　整形外科を受診し、医師には「腰椎を固定して神経の圧迫をとる必要がある」と言われ、手術に同意した。

　全身麻酔で3椎間の腰椎後方侵入椎体間固定術（PLIF）、術中体位は4点支持台を用いた腹臥位で、手術時間は5時間を予定している。

　全身状態は問題ないが、身長186cm、体重118kg（2度肥満）である。

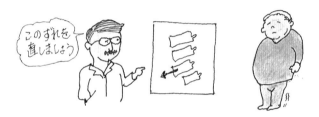

事例から危険因子を選択

事　例	危険因子
・身長 186 cm　体重 118 kg（2 度肥満）	肥満

これらの情報から看護診断を〈**周術期体位性損傷リスク状態**〉とし、看護計画の立案を行います。

この看護診断が適用・活用できる事例・症状・状態

141 頁参照

この看護診断の適用・活用時の注意

141 頁参照

周術期体位性損傷リスク状態 (2)

定義 侵襲的処置や外科的処置の間に用いる姿勢や体位固定具が原因で、想定外の解剖学的変化や身体的変化が起こりやすく、健康を損なうおそれのある状態

この看護診断の適用が想定される 事例 2

68歳　男性　膀胱がん

時々血尿が出ることはあり、あまり気にしてはいなかった。1か月前、検診で受けた尿検査で潜血が認められ、泌尿器科で精密検査を受けた結果、筋膜まで浸潤した膀胱がん（ステージⅢ）と診断された。

全身麻酔下で膀胱および尿道の全摘出術と回腸導管造設術を受けることになった。術中体位は支脚器を用いた砕石位で、手術時間は8〜10時間を予定。

患者は、身長176cm、体重68kg（普通体重）であるが、筋肉質で特に下腿の筋肉が発達しており、患者体型、術中体位、手術時間等の要素からコンパートメント症候群（筋区画症候群）が懸念されている。

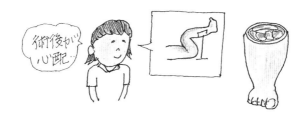

事例から危険因子を選択

事　例	危険因子
・術中体位は支脚器を用いた砕石位	硬い支持面

これらの情報から看護診断を〈**周術期体位性損傷リスク状態**〉とし、看護計画の立案を行います。

この看護診断が適用・活用できる事例・症状・状態

⊞ ハイリスクとされるのは、側臥位、砕石位、腹臥位、トレンデレンブルグ体位（骨盤高位）で、1時間を超える手術を受ける人。

⊞ 外科手術のほか、各種造影検査、血管内治療等、治療的処置や検査のために1時間以上の同一体位を余儀なくされる状態。

この看護診断の適用・活用時の注意

⊞ 適用にあたっては、同一体位をとる時間とともに、患者の持つハイリスク要因（肥満や栄養不良、脱水症など）に着目する必要がある。

⊞ 末梢神経障害や皮膚・組織障害などの周術期体位性損傷が発生してしまった場合には、患者の状態に応じ〈身体可動性障害〉〈歩行障害〉〈皮膚統合性障害〉〈組織統合性障害〉などの看護診断を適用し、計画を立案する。

口腔粘膜統合性障害 (1)

定義　口唇、軟部組織、口腔前庭、中咽頭に損傷がある状態

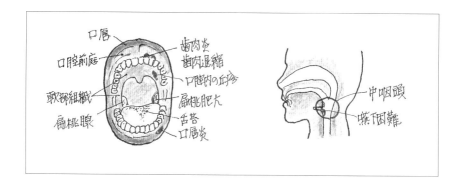

この看護診断の適用が想定される**事例 1**

54 歳　男性　舌がん

　仕事の関係者と飲酒する機会が多く、特にブランデーなどアルコール度数の高い洋酒を好みよく飲んでいた。半年以上前から舌に赤いただれと痛みがあったが放置していた。ある日、舌のふちに自分で見てもわかるしこりができたため口腔外科に受診した。

　病期はⅡ期（腫瘍の最大径が 2 cm を超え 4 cm 以下で頸部リンパ節転移・遠隔転移がない）と診断され、小線源療法のため入院となった。

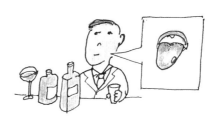

事例から診断指標を選択

事　例	診断指標
・半年以上前から舌に赤いただれと痛みがあった	口内炎 口腔内痛
・舌のふちに自分で見てわかるしこりができた	腫瘤がある

事例から関連因子を選択

事　例	関連因子
・特にブランデーなどアルコール度数の高い洋酒を好みよく飲んでいた	アルコール摂取

これらの情報から看護診断を〈**口腔粘膜統合性障害**〉とし、看護計画の立案を行います。

この看護診断が適用・活用できる事例・症状・状態

145 頁参照

この看護診断の適用・活用時の注意

145 頁参照

口腔粘膜統合性障害 (2)

定義　口唇、軟部組織、口腔前庭、中咽頭に損傷がある状態

この看護診断の適用が想定される**事例 2**

81歳　女性　脳梗塞

脳梗塞発症後 6 か月経過。摂食嚥下リハビリテーションを受けて一時は経口摂取が可能となったものの、十分な量の経口摂取が難しくなり、先週から経鼻栄養チューブを挿入し、経管栄養を行っている。状況によって胃瘻（PEG）造設も検討する予定。半身麻痺があり要介護 3 の認定を受けている。

家族は「鼻のチューブを入れてから口呼吸をするようになり常に口を開けている」と言う。療養者の口唇と口腔内粘膜は乾燥しており、痰と歯肉からの出血が固まって生臭い悪臭がある。また、舌全体には白色の舌苔が付着している。

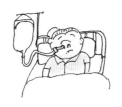
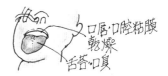

口唇・口腔粘膜
乾燥
舌苔・口臭

事例から診断指標を選択

事　例	診断指標
・口唇と口腔内粘膜は乾燥している	口内乾燥症
・痰と歯肉からの出血が固まる	出血
・生臭い悪臭がある	口臭

事例から関連因子を選択

事　例	関連因子
・「鼻のチューブを入れてから口呼吸をするように 　なり常に口を開けている」	口呼吸

これらの情報から看護診断を〈**口腔粘膜統合性障害**〉とし、看護計画の立案を行います。

この看護診断が適用・活用できる事例・症状・状態

- 粘膜腫瘍や粘膜・唾液腺に症状をきたす全身性疾患（シェーグレン症候群・甲状腺機能障害など）の場合。
- 化学療法、放射線療法、口腔外科手術等の治療中で口腔粘膜に損傷をきたした患者。
- 口腔セルフケアを行うことが難しく歯周病や舌苔が生じている状態。

この看護診断の適用・活用時の注意

- 全身性の疾患では口腔粘膜以外に多臓器の障害を伴う可能性があるため、多角的な視点によるアセスメントが必要となる。

成人褥瘡リスク状態 (1)

定義 成人の皮膚や下層組織に、圧迫または圧力と剪断力（ずれ力）が相まった結果、限局性の損傷が起こりやすく、健康を損なうおそれのある状態（出典：欧州褥瘡諮問委員会、2019）

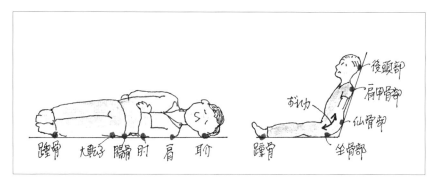

この看護診断の適用が想定される**事例1**

88歳　女性　脳出血後

　10年前に脳出血で片麻痺となってからは1日のほとんどをベッド上で過ごしていた。数日前から体調を崩し、食事摂取量が減少したため入院となった。

　入院後も自力では動くことが困難であり、車椅子に移乗してもすぐに姿勢が崩れて身体が傾き、車椅子の手すりに肘が押し付けられてしまう。

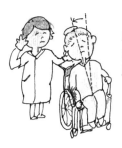

事例から危険因子を選択

事　例	危険因子
・車椅子に移乗してもすぐに姿勢が崩れて身体が傾き、車椅子の手すりに肘が押し付けられてしまう	骨突出部上の圧迫

これらの情報から看護診断を〈**成人褥瘡リスク状態**〉とし、看護計画の立案を行います。

この看護診断が適用・活用できる事例・症状・状態

149 頁参照

この看護診断の適用・活用時の注意

149 頁参照

成人褥瘡リスク状態 (2)

定義 成人の皮膚や下層組織に、圧迫または圧力と剪断力（ずれ力）が相まった結果、限局性の損傷が起こりやすく、健康を損なうおそれのある状態（出典：欧州褥瘡諮問委員会、2019）

この看護診断の適用が想定される**事例2**

31歳　男性　交通外傷 / 脊髄損傷

　休日にオートバイで山道の砂利道を走行中、カーブを曲がり切れずに対向車のトラックと正面衝突し、頸椎 C5/C6 を脱臼骨折した。救命センターに救急搬送され、直ちに緊急手術で頸椎整復固定術を受けたが、全身打撲のため自力での体動は困難であり、患者が一番楽な姿勢である仰臥位で過ごす時間が長い。

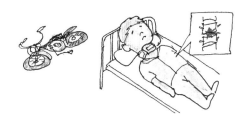

事例から危険因子を選択

事　例	危険因子
・自力での体動は困難であり、患者が一番楽な姿勢である仰臥位で過ごす時間が長い	身体可動性の低下

これらの情報から看護診断を〈**成人褥瘡リスク状態**〉とし、看護計画の立案を行います。

この看護診断が適用・活用できる事例・症状・状態

脳血管疾患、心疾患、筋骨格疾患、神経疾患、認知機能の低下、治療上の必要性からセデーションを行っている等、自らの意志によって姿勢の維持や体位を変更することが難しい状態。

この看護診断の適用・活用時の注意

褥瘡発生の可能性が非常に高く、主に褥瘡の予防的介入を行う場合にはこの診断を用いるが、既に褥瘡が発生した場合には〈成人褥瘡〉が適用となる。

皮膚損傷に関する看護診断としては、他に〈皮膚統合性障害〉〈皮膚統合性障害リスク状態〉〈組織統合性障害〉〈組織統合性障害リスク状態〉もある。

皮膚損傷の要因が「圧迫」「剪断力（ずれ力）」であり、その深さが表皮・真皮・皮下組織にまで及ぶ可能性がある場合には、褥瘡に着目した〈成人褥瘡リスク状態〉〈成人褥瘡〉の診断を用いる。

皮膚統合性障害（1）

定義　表皮と真皮の両方またはどちらか一方が変化した状態

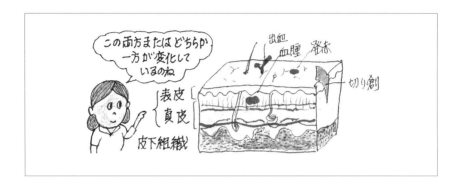

この看護診断の適用が想定される**事例1**

　1歳　女児　感染性胃腸炎

　1週間前に発熱、腹痛、下痢の症状で入院した。電解質補液で脱水状態は改善し、解熱。悪心、腹痛も軽減したため食事が開始となった。

　入院時から水様便があり、現在は軟便となったが頻回におむつ交換を行っている。殿部〜陰部の皮膚は湿潤してふやけ、発赤があり、肛門周囲皮膚にはびらんも認められる。

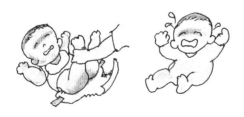

事例から診断指標を選択

事　例	診断指標
・殿部〜陰部の皮膚は湿潤してふやけている	皮膚の浸軟
・発赤がある	皮膚の色の変化
・肛門周囲皮膚にはびらんも認められる	破壊された表皮

事例から関連因子を選択

事　例	関連因子
・入院時には水様便があり、現在は軟便となった 　が頻回におむつ交換を行っている	排泄物

これらの情報から看護診断を〈**皮膚統合性障害**〉とし、看護計画の立案を行います。

この看護診断が適用・活用できる事例・症状・状態

153 頁参照

この看護診断の適用・活用時の注意

153 頁参照

皮膚統合性障害 (2)

定義　表皮と真皮の両方またはどちらか一方が変化した状態

この看護診断の適用が想定される**事例2**

86歳　女性　2型糖尿病

　65歳の時に2型糖尿病の診断を受けてから食事と運動療法でHbA1cは7.0%未満でコントロールできていたが、80代を過ぎてからはHbA1cが8.0%を超え、経口血糖降下薬とインスリンの併用療法が導入された。

　冬季は足が冷えて眠れないため電気あんかを高温で使用している。

　ある日の朝、右足の踵部に痛みを感じて皮膚を確認したところ発赤ができていたが、家族も「たいしたことないだろう」と様子をみていた。2〜3日経っても発赤は消褪せず、痛みで歩行が難しくなったため受診したところ、熱傷（Ⅰ度〜浅達性Ⅱ度）の診断を受けた。

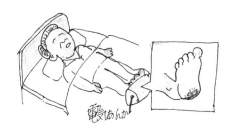

電気あんか

事例から診断指標を選択

事 例	診断指標
・皮膚を確認したところ発赤ができていた	皮膚の色の変化
・痛みで歩行が難しくなった	急性疼痛

事例から関連因子を選択

事 例	関連因子
・冬季は足が冷えて眠れないため電気あんかを高温で使用していた	高体温

これらの情報から看護診断を〈皮膚統合性障害〉とし、看護計画の立案を行います。

この看護診断が適用・活用できる事例・症状・状態

■ 外的な刺激や何らかのアレルギーによる皮膚症状が、表皮と真皮のどちらか、あるいは双方に生じた場合であり、接触性皮膚炎などが該当する。

■ 血液透析のためのバスキュラーアクセス（シャント・カテーテル・人工血管等）穿刺部位の表皮〜真皮に異常をきたしている状態。

■ 抗がん薬の血管外漏出による皮膚損傷の場合。

この看護診断の適用・活用時の注意

■ 〈皮膚統合性障害〉は、皮膚損傷の深さが表皮〜真皮の場合に用いる診断であり、Ⅲ度熱傷や角膜損傷など、皮下組織や粘膜の損傷には〈組織統合性障害〉を用いる。

■ 皮膚損傷の要因が「圧迫」「剪断力（ずれ力）」の場合は〈成人褥瘡〉を用いたほうが適切である。

■ この診断の関連因子（外的因子）として挙げられている「高体温」は「温熱療法」、「低体温」は「低温療法」と解釈して差し支えない。

術後回復遅延 (1)

定義 手術後に、生命・健康・ウェルビーイングを維持する活動を、開始および実行するまでに必要な日数が延長している状態

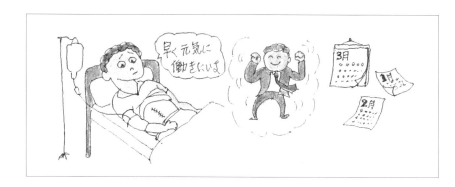

この看護診断の適用が想定される**事例1**

57歳　男性　狭心症

　冠動脈バイパス術を受け、退院に向けてリハビリを進めている。術後の心機能、各種検査値に異常はみられない。

　内視鏡下大伏在静脈グラフト採取を行った左下腿の創に発赤・腫脹・滲出液は見られないが「左の太ももから膝の下までジンジンする痺れと、ビリビリするような鈍い痛みが続く」、「痛くて歩くこともできない」、「この状態で通勤できるだろうか」と不安を訴えている。

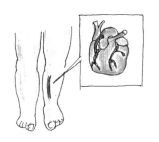
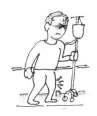

事例から診断指標を選択

事　例	診断指標
・左の太ももから膝の下までジンジンする痺れと、ビリビリするような鈍い痛みが続く	不快感を示す
・「痛くて歩くこともできない」	動き回ることが困難

事例から関連因子を選択

事　例	関連因子
・左の太ももから膝の下までジンジンする痺れと、ビリビリするような鈍い痛みが続く	持続性の痛み

これらの情報から看護診断を〈**術後回復遅延**〉とし、看護計画の立案を行います。

この看護診断が適用・活用できる事例・症状・状態

157頁参照

この看護診断の適用・活用時の注意

157頁参照

術後回復遅延 (2)

定義　手術後に、生命・健康・ウェルビーイングを維持する活動を、開始および実行するまでに必要な日数が延長している状態

この看護診断の適用が想定される**事例 2**

54歳　女性　膵頭部がん

膵頭十二指腸切除術（手術時間 7 時間 40 分）の術後 3 日目に 38℃以上の発熱と左季肋部痛が出現し、排液中アミラーゼも高値であることから膵液漏と診断された。保存療法により軽快し、術後 15 日目から飲水、17 日目から食事が開始となった。

水分摂取は行えているが「食事をするとまたお腹が痛くなるような気がして怖いから食べたくない」と毎食 2～3 口程度しか摂取できない。

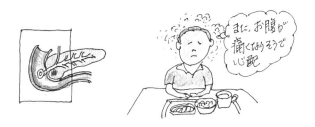

事例から診断指標を選択

事　例	診断指標
・38℃以上の発熱と左季肋部痛が出現し、排液中アミラーゼも高値であることから膵液漏と診断された	手術部位の治癒の中断
・毎食 2〜3 口程度しか摂取できない	食欲不振

事例から関連因子を選択

事　例	関連因子
・「食事をするとまたお腹が痛くなるような気がして怖いから食べたくない」	手術の結果への否定的な情動反応

これらの情報から看護診断を〈**術後回復遅延**〉とし、看護計画の立案を行います。

この看護診断が適用・活用できる事例・症状・状態

- 悪心や嘔吐、倦怠感等の術後愁訴や疼痛、術創部の癒合不良などの理由で通常予測される回復が遅れている状態。
- 身体的な回復だけではなく、心理的な回復も含まれる。

この看護診断の適用・活用時の注意

- 術後合併症として機能障害が明らかな場合には、その状況に応じた看護診断が適用となる。
- 例えば、無気肺が認められる場合は〈非効果的気道浄化〉、イレウスを発症した場合は〈消化管運動機能障害〉などの看護診断が適用となる。

組織統合性障害（1）

定義　粘膜、角膜、外皮系、筋膜、筋肉、腱、骨、軟骨、関節包、靭帯に損傷がある状態

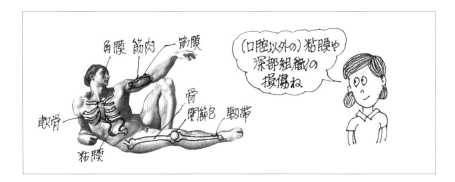

この看護診断の適用が想定される**事例1**

56歳　男性　直腸がん

　肛門括約筋まで浸潤した直腸がんと診断され腹会陰式直腸切断術（Miles手術）を受けストーマ造設となったが、術後はWOCナースに指導を受けながら妻とともにストーマケアの方法を習得して退院となった。

　退院後初めての受診でストーマの状態を確認すると、9時と3時の方向にびらんが生じており、うっすらと血がにじんでいた。「ストーマに付着した便を取り除くためにティッシュで強くこすってしまった。痛みはない」とのこと。

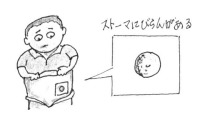

事例から診断指標を選択

事 例	診断指標
・うっすらと血がにじんでいた	出血
・ストーマの状態を確認すると、9時と3時の方向にびらんが生じている	皮膚統合性障害

事例から関連因子を選択

事 例	関連因子
・ストーマに付着した便を取り除くためにティッシュで強くこすってしまった	内的因子：組織統合性の維持についての知識不足

これらの情報から看護診断を〈**組織統合性障害**〉とし、看護計画の立案を行います。

この看護診断が適用・活用できる事例・症状・状態

161 頁参照

この看護診断の適用・活用時の注意

161 頁参照

組織統合性障害 (2)

定義 粘膜、角膜、外皮系、筋膜、筋肉、腱、骨、軟骨、関節包、靭帯
　　 に損傷がある状態

この看護診断の適用が想定される**事例2**

　71歳　男性　2型糖尿病

　50歳から診断を受けていたが、定期受診は滞りがちでHbA1c値は8.5％以上あり、末梢神経障害がみられる。

　友人とハイキングに出かける際にウォーキングシューズを新調したところ、第2〜第4足趾の足背側の皮がめくれたが、痛みはそれほど強くなかったため絆創膏を貼って様子を見ていた。

　その後1週間が経過しても治る様子がなく、足趾は赤黒く腫脹し膿性滲出液が出るようになったため受診。3週間にわたり局所治療を行うものの、壊死が進行しており、患肢を床に着けて歩くことが難しくなってきた。

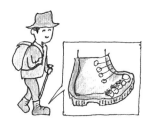
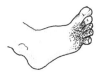

事例から診断指標を選択

事　例	診断指標
・足趾は赤黒く腫脹し、膿性滲出液が出るようになった	膿瘍
・患肢を床に着けて歩くことが難しくなってきた	体重負荷（荷重）が困難

事例から関連因子を選択

事　例	関連因子
・HbA1c 値は 8.5%以上	内的因子：血糖値の管理が不十分

これらの情報から看護診断を〈組織統合性障害〉とし、看護計画の立案を行います。

この看護診断が適用・活用できる事例・症状・状態

■ 外傷による骨折、捻挫、脱臼や、アレルギーや化学物質による角膜損傷、ストーマ（粘膜）のトラブル等により、表皮～真皮以外の組織に異常をきたしている状態。

この看護診断の適用・活用時の注意

■ この診断は、損傷の深さが筋肉や靭帯、骨に至るものや、角膜や粘膜の場合に用いられ、皮膚の浅い部分（表皮～真皮）の損傷は〈皮膚統合性障害〉とする。
■ ストーマケアの習得については〈知識不足〉、ストーマ周囲皮膚炎については〈皮膚統合性障害〉の看護診断を用いる。

急性疼痛 (1)

定義 実在する、あるいは潜在する組織損傷に伴う、もしくはそのような損傷によって説明される、不快な感覚的および情動的経験（出典：国際疼痛学会）。発症は突発的または遅発的で、強さは軽度から重度までさまざまあり、回復が期待・予測でき、継続が3か月未満

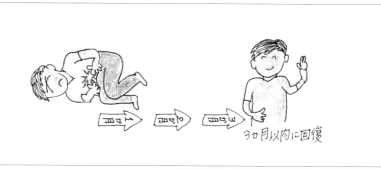

この看護診断の適用が想定される**事例1**

40歳　男性　圧迫骨折

　自宅のグルニエに置いてある物を取ろうと昇降用の梯子を上り始めたところ、留め金が劣化していたのか、梯子とともに1メートル半くらいの高さから落下し腰に激痛が走った。意識が薄れるほどの痛みで冷や汗も出て、全く身動きができないため、救急車を依頼し受診した。診察時も激痛で体を動かすことができず、顔面蒼白で顔がゆがんでいる。X線検査の結果、腰椎の第2番目の圧迫骨折という診断で入院となった。

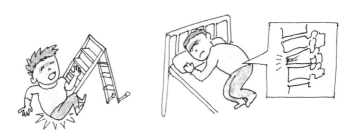

事例から診断指標を選択

事　例	診断指標
・診察時も激痛で体を動かすことができず、顔面蒼白で痛みが強く、顔がゆがんでいる	痛みの顔貌
・意識が薄れるほどの痛みで冷や汗も出る	発汗

事例から関連因子を選択

事　例	関連因子
・梯子とともに1メートル半くらいの高さから落下し腰に激痛が走った ・腰椎の第2番目の圧迫骨折の診断	物理的損傷要因

これらの情報から看護診断を〈**急性疼痛**〉とし看護計画の立案を行います。

この看護診断が適用・活用できる事例・症状・状態

165 頁参照

この看護診断の適用・活用時の注意

165 頁参照

急性疼痛 (2)

定義 実在する、あるいは潜在する組織損傷に伴う、もしくはそのような損傷によって説明される、不快な感覚的および情動的経験（出典：国際疼痛学会）。発症は突発的または遅発的で、強さは軽度から重度までさまざまあり、回復が期待・予測でき、継続が3か月未満

この看護診断の適用が想定される事例2

45歳　男性　尿管結石

自営業（建築関係）で、夜中に急に、右わき腹と背中・腰に我慢できないほどの激しい痛みがあり、座ったり横になったりしていた。時々強い尿意があり血尿もあった。苦しそうな顔で冷や汗をかき、吐き気を訴えるため、家族が救急車を呼んだ。持病はない。

ここ数年、朝食は食べずコーヒーを1日7杯くらい、コーラも数杯飲む。この2か月ほど仕事が忙しく会議も多く、水分を摂ることも少なかった。関連会社の人との接待もあり、夜10時過ぎの食事と飲酒が続いていた。検査の結果、尿管結石の診断があった。

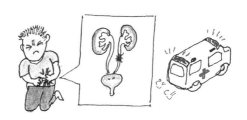

事例から診断指標を選択

事　例	診断指標
・激しい痛みがあり、座ったり横になったり	痛みを和らげる体位調整
・冷や汗	発汗
・苦しそうな顔で冷や汗をかき、吐き気を訴える	表現行動

事例から関連因子を選択

事　例	関連因子
・検査の結果、尿管結石の診断があった	物理的損傷要因

これらの情報から看護診断を〈急性疼痛〉とし看護計画の立案を行います。

この看護診断が適用・活用できる事例・症状・状態

- 切り傷、擦過傷、挫創、切創、咬傷、骨折などの外部的・物理的要因による外傷や組織の損傷により痛みを訴える患者。
- 帯状疱疹・痛風・腎結石・胆石・尿管結石などにより急性の疼痛症状を訴える者。

この看護診断の適用・活用時の注意

- 疼痛に関する看護診断としては、他に〈慢性疼痛〉がある。
- 〈急性疼痛〉は、回復が期待・予測でき、継続は3か月未満の場合に適用される。
- 一方、回復が期待・予測できず、継続が3か月以上のものは、〈慢性疼痛〉である。
- 事例2は尿管結石による痛みである。吐き気や嘔吐などの消化器症状から〈消化管運動機能障害〉も想定されたが、吐き気や嘔吐は尿管結石の激痛に伴う症状であり、看護診断としては、一次的な原因である〈急性疼痛〉を適用した。

慢性疼痛 (1)

定義　実在する、あるいは潜在する組織損傷に伴う、もしくはそのような損傷によって説明される、不快な感覚的・情動的経験（出典：国際疼痛学会）。発症は突発的または遅発的で、強さは軽度から重度までさまざまあり、回復は期待・予測できず、継続は 3 か月以上

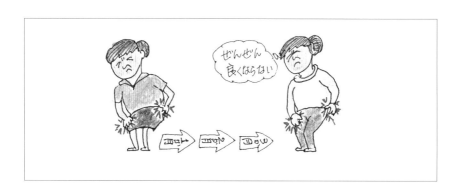

この看護診断の適用が想定される事例1

65 歳　女性　右肺がん

　検診の胸部 X 線検査で異常が見つかり、病院での精査の結果、肺がんと診断された。2 年前に肺葉切除術を施行し、定期検診を受けていたが、最近の検診で左の肺に転移が見つかった。化学療法を開始したが、4 か月前に腰椎に骨転移も見つかった。この頃より腰痛が出現し、塩酸モルヒネを内服している。最近、疼痛が増強し、食事の量も減っているため、疼痛コントロールを目的に入院となった。入院時、「NRS で 7 の痛み。痛みを早くどうにかしてほしい」と話す。

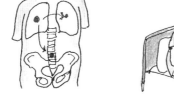

事例から診断指標を選択

事　例	診断指標
・NRS で 7 の痛み	標準疼痛スケールで痛みの程度を訴える
・食事の量も減っている	食欲不振

事例から関連因子を選択

事　例	関連因子
・4 か月前に腰椎に骨転移も見つかった	損傷物質（肺がん）

これらの情報から看護診断を〈**慢性疼痛**〉とし、看護計画の立案を行います。

この看護診断が適用・活用できる事例・症状・状態

169 頁参照

この看護診断の適用・活用時の注意

169 頁参照

慢性疼痛 (2)

定義 実在する、あるいは潜在する組織損傷に伴う、もしくはそのような損傷によって説明される、不快な感覚的・情動的経験（出典：国際疼痛学会）。発症は突発的または遅発的で、強さは軽度から重度までさまざまあり、回復は期待・予測できず、継続は 3 か月以上

この看護診断の適用が想定される**事例 2**

50 歳　女性　関節リウマチ

　3 年前に朝の手のこわばり、手指や手首の疼痛が出現し、関節リウマチと診断を受け、治療を継続している。日によって疼痛は違うが持続しており、びんの蓋があけられない、掃除機をかけたりなどの家事ができなくなってきている。最近、「体がだるくて何もする気がおきない」と全身の倦怠感を訴えている。また、「だるさが痛みを増強させている気がする」と話す。仕事も続けてはいるが、体がきついこともあり退職するか悩んでいる。

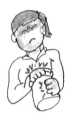
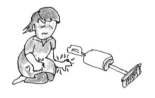

事例から診断指標を選択

事　例	診断指標
・日によって疼痛は違うが持続しており、びんの蓋があけられない、掃除機をかけたりなどの家事ができなくなってきている	活動を続ける能力の変化
・仕事も続けてはいるが、体がきついこともあり退職するか悩んでいる	

事例から関連因子を選択

事　例	関連因子
・体がだるくて何もする気がおきない	倦怠感

これらの情報から看護診断を〈**慢性疼痛**〉とし、看護計画の立案を行います。

この看護診断が適用・活用できる事例・症状・状態

- がん性疼痛や腰椎椎間板ヘルニア、VDT 作業による腕・肩・首の痛みなど、さまざまな原因で慢性的な疼痛を訴える患者に適用される。
- 痛みは突然あるいは緩徐に起こり、軽い痛みから激しい痛みまでさまざまであるが、回復は期待・予測できず、3 か月以上疼痛が持続している状態である。

この看護診断の適用・活用時の注意

- 疼痛の持続する期間により、〈慢性疼痛〉と〈急性疼痛〉に分けられる。
- 3 か月以上持続し、回復が期待・予感できない場合は、〈慢性疼痛〉。3 か月未満で、回復が期待・予見できる場合は〈急性疼痛〉が適用される。

□ 索 引 □